Cirurgia **bariátrica**

Um tratamento para todos,
a cirurgia de cada um

Gerente/Publisher: Jeane Passos de Souza (jpassos@sp.senac.br)
Coordenação Editorial/Prospecção: Luís Américo Tousi Botelho (luis.tbotelho@sp.senac.br)
Dolores Crisci Manzano (dolores.cmanzano@sp.senac.br)
Administrativo: grupoedsadministrativo@sp.senac.br
Comercial: comercial@editorasenacsp.com.br

Edição e Preparação de Texto: Gabriela Lopes Adami
Coordenação de Revisão de Texto: Luiza Elena Luchini
Revisão de Texto: Daniela Paula Berthino Pita
Projeto Gráfico, Editoração Eletrônica e Capa: Manuela Ribeiro
Ilustrações: Estudio Mil

Editora Senac São Paulo
Rua 24 de Maio, 208 – 3º andar
Centro – CEP 01041-000
Caixa Postal 1120 – CEP 01032-970 – São Paulo – SP
Tel. (11) 2187-4450 – Fax (11) 2187-4486
E-mail: editora@sp.senac.br
Home page: http://www.livrariasenac.com.br

Cirurgia bariátrica

Um tratamento para todos, a cirurgia de cada um

Gabrielle Carassini Costa
Gisele da Silva Machado
Letícia Vieira de Paiva
Pedro Luiz Bertevello

Editora Senac São Paulo – São Paulo – 2019

Dados Internacionais de Catalogação na Publicação (CIP)
(Jeane Passos de Souza - CRB 8ª/6189)

Costa, Gabrielle Carassini
Cirurgia Bariátrica: um tratamento para todos, a cirurgia de cada um / Gabrielle Carassini Costa; Gisele da Silva Machado; Letícia Vieira de Paiva; Pedro Luiz Bertevello. – São Paulo : Editora Senac São Paulo, 2019.

Bibliografia.
ISBN 978-65-5536-528-3 (Venda internacional)

1. Cirurgia bariátrica 2. Estômago – cirurgia 3. Cirurgia bariátrica - Receitas I. Machado, Gisele da Silva II. Paiva, Letícia Vieira de III. Bertevello, Pedro Luiz IV. Título.

19-958t CDD - 617.43
BISAC MED111000

Índices para catálogo sistemático:
1. Cirurgia bariátrica 617.43

Sumário

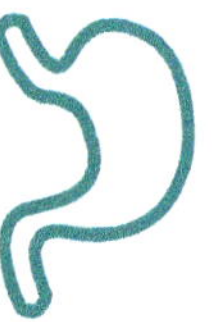

Nota do **editor**

Os pacientes que decidem se submeter à cirurgia bariátrica se encontram frente a um processo de verdadeira mudança de vida... E toda grande mudança pode trazer consigo algumas inseguranças e dúvidas. Nesses momentos, o conhecimento é uma das ferramentas mais eficazes para garantir decisões adequadas e conscientes.

Pensando nisso, este livro foi escrito por quatro profissionais experientes, que formam uma equipe multidisciplinar, com o intuito de munir o leitor de informações confiáveis e provocar reflexões que podem ajudá-lo a se preparar para o processo como um todo.

As intercorrências médicas, as fases da dieta pós-operatória, os riscos de possíveis transtornos – de natureza alimentar ou mental –, a dimensão psicológica e emocional envolvida na mudança de vida e até as particularidades da cirurgia em pacientes que apresentam condições especiais, como diabéticos, adolescentes e mulheres grávidas, são alguns dos aspectos mencionados ao longo da obra que mostram como esse tratamento pode ser complexo; mas, quando bem supervisionado e seguido de forma saudável e disciplinada pelo paciente, pode render grandes recompensas.

Este lançamento do Senac São Paulo é voltado principalmente para candidatos à bariátrica e para pacientes já operados, mas também exibe grande valia para familiares e outras pessoas que possam oferecer suporte a alguém durante esse importante processo em busca da saúde e do bem-estar físico e emocional.

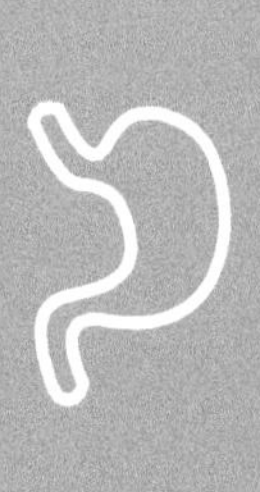

Prefácio

O tratamento cirúrgico da obesidade extrema fundamenta-se, desde seus primórdios, na ineficácia das terapêuticas conservadoras e na gravidade da doença. Em meio século observou-se grande evolução das técnicas operatórias e da compreensão dos múltiplos aspectos causais envolvidos. Dispomos hoje de procedimentos eficientes, cada vez menos invasivos, com índices de complicações e mortalidade baixos, e que permitem recuperação mais rápida dos pacientes.

Não obstante, a complexidade do obeso mórbido continua desafiando os profissionais que se dedicam a cuidar deles. O preparo pré-operatório, a atenção durante a internação hospitalar e o acompanhamento em longo prazo mostram-se essenciais para a obtenção de bons resultados, quais sejam: a redução ponderal expressiva e duradoura; a melhora ou resolução das doenças associadas, destacando-se as metabólicas; e a prevenção de efeitos indesejáveis decorrentes de qualquer dos métodos cirúrgicos disponíveis. Cada caso é um caso e exige atenções que vão muito além do que o cirurgião bariátrico pode oferecer isoladamente. Muitos profissionais da saúde são chamados a intervir conforme a situação: clínicos gerais, endocrinologistas, cardiologistas, pneumologistas, anestesiologistas, enfermeiros, fisioterapeutas, nutrólogos e nutricionistas, psicólogos e psiquiatras, cirurgiões plásticos e vasculares, ortopedistas e tantos outros. Mas provavelmente o núcleo de uma equipe multiprofissional seja constituído por médico (cirurgião e/ou clínico), nutricionista ou nutrólogo e psicólogo ou psiquiatra.

Este livro foi elaborado por um grupo desse tipo: Gabrielle Carassini Costa e Letícia Vieira de Paiva, da área da nutrição; Gisele da Silva Machado, psicóloga; e Pedro Luiz Bertevello, cirurgião. Sem dúvida eles recorrem aos demais especialistas, sempre que indicado. A liderança da equipe cabe ao Pedro, que sempre se destacou pela excelência desde a graduação médica; a residência direcionada para a cirurgia do aparelho digestivo; o mestrado e o doutorado na área, todos na Faculdade de Medicina da USP. Firmou-se como especialista e logo dedicou seu interesse à cirurgia bariátrica e metabólica, criando um grupo ativo em torno de si, há mais de quinze anos. Sempre se preocupou em dividir sua experiência com outros colegas e profissionais.

Este livro registra a vasta vivência da equipe neste ramo de atuação. Divulga fundamentos teóricos, sim, mas principalmente detalha os pormenores do atendimento integral a esses pacientes tão complexos.

É um privilégio passarmos a dispor de um texto claro e objetivo como este, que oferece informação aos candidatos à bariátrica, bem como aos que se iniciam no trato de obesos graves ou mesmo aos profissionais experientes que possam buscar solução para alguma dúvida.

Todos nós tiraremos proveito desta obra.

Prof. Dr. Arthur B. Garrido Jr.

Médico cirurgião, pesquisador e livre-docente
em cirurgia do aparelho digestivo.
Introdutor da moderna cirurgia bariátrica no Brasil.

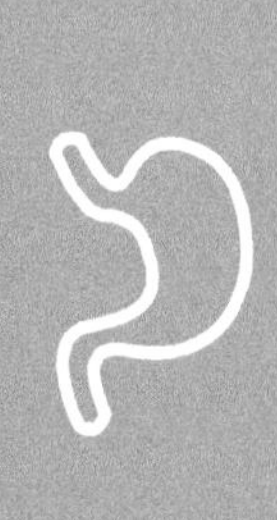

Apresentação

Entre os anos de 2004 e 2015, no auditório de um hotel situado em frente ao Hospital BP Mirante (antigo Hospital São José), em São Paulo, as noites da primeira terça-feira de cada mês eram dedicadas a reuniões de grupo às quais dezenas de pacientes compareciam, de forma disciplinada, para discutir aspectos relacionados a algo que lhes era comum: a cirurgia bariátrica e suas consequências em suas vidas pessoais.

Este livro é fruto dessas reuniões; ou melhor, é uma resposta unificada às centenas de perguntas, feitas e refeitas ao longo daqueles encontros, que imaginamos ser partilhadas também por muitos leitores e que abrangem desde questões mais simples relacionadas ao tratamento até dúvidas mais complexas e particulares, ligadas à história pessoal de cada candidato à gastroplastia.

Os candidatos atendidos por nossa equipe eram, na maioria, pacientes da equipe Pro Gastro[1] e integrantes da lista de espera do SUS, os quais podiam aguardar de semanas a alguns meses na "fila", já que a demanda pelo tratamento cirúrgico da obesidade aumentou e vem crescendo enormemente em todo o país. Não é preciso dizer que, naqueles encontros, nos deparávamos com histórias de vida que davam ao tratamento uma dimensão humana que raras vezes médicos e terapeutas teriam condições de testemunhar.

---

[1] Clínica privada especializada em tratamento cirúrgico de patologias do aparelho digestivo, obesidade e coloproctologia.

Algumas eram narrativas comoventes, de tocar mesmo o coração mais preparado para lidar com situações-limite; outras chegavam a ser engraçadas, já que muitos obesos aprenderam a lidar com as dificuldades do dia a dia – seja a experiência de passar por uma catraca de ônibus, seja lidar com o *bullying* disfarçado dos colegas de trabalho ou mesmo dos estranhos à mesa de um bar – com muito bom humor. E não podemos deixar de citar a dimensão gastronômica, já que as mais variadas e sugestivas receitas de pratos eram ali trocadas (lasanhas da vovó, dicas para preparar uma costela derretendo...) e endereços de restaurantes que serviam pratos exclusivos eram citados, ilustrando o papel da comida na vida de cada um, bem como as dificuldades para diminuir aquele encantamento em favor de uma vida mais saudável física, psicológica e socialmente.

Na dinâmica das reuniões, que envolvia apresentações de médicos e de outros especialistas ligados ao tratamento bariátrico, o que predominava eram as dúvidas, os questionamentos, as inseguranças e até mesmo as ilusões que povoavam as expectativas daquelas pessoas ansiosas por uma mudança de vida. Uma mudança para muito melhor.

É verdade que muitas pessoas abraçam a cirurgia porque não querem morrer – afinal, a obesidade não deixa de ser uma fonte de limitações físicas que podem oferecer risco de vida –, mas a grande maioria busca a cirurgia porque quer começar (ou recomeçar) a viver. A obesidade mórbida não limita apenas o tempo de vida física: ela pode nos fazer morrer para a vida muito antes que nosso limite biológico se apresente. É uma forma de nos tornarmos o dobro só para vivermos pela metade. Assim, a bariátrica é mais do que o desejo de saúde física, é também um anseio por libertação emocional, às vezes até espiritual.

Toda doença grave, é claro, acaba por impor ao paciente uma reavaliação do valor da vida, a partir da qual podem surgir novas predisposições para o cuidado consigo mesmo e com seus próximos, assim como o desejo de abandonar os hábitos e as formas de pensar que eventualmente o levaram ao quadro clínico crítico. Vale ressaltar que a obesidade, apesar do séquito de sofrimentos que a acompanha, não é uma doença mental, um pecado espiritual, um defeito de caráter – mas seu enfrentamento pode envolver todas essas dimensões, passando pela superação de culpas indevidas ou de responsabilidades ignoradas. Ninguém tem culpa de ser ou de se tornar obeso, mas deixar de sê-lo é uma vitória pessoal inquestionável.

Vários de nossos pacientes, por força do convívio, tornaram-se verdadeiros amigos e até hoje, passados anos de suas cirurgias, continuam em contato, mandando notícias de suas novas vidas, de seus sucessos e, algumas vezes, de suas novas dificuldades. Afinal, a cirurgia bariátrica muda as pessoas, mas não muda o mundo ao redor. Além do aspecto médico, ela envolve uma dimensão decisiva para o sucesso do tratamento: a mudança de comportamento, de mentalidade, da maneira de encarar a vida. E muitas vezes, ao superar as causas físicas da obesidade, o paciente se vê igualmente obrigado a enfrentar causas de outra natureza, sejam elas psicológicas, familiares ou sociais.

Assim, ainda que os avanços na área da cirurgia sejam decisivos para um resultado positivo, menos demorado, doloroso e arriscado, o processo de preparo e de assistência após o procedimento cirúrgico requer muito mais do que uma intervenção médica tradicional: estamos nos referindo a uma terapia de múltiplas dimensões, que deve proporcionar a cada paciente, segundo seu caso específico, os melhores meios para lidar com as dificuldades que afloram antes, durante e depois da cirurgia.

Por essa razão, aqui a bariátrica é apresentada a partir de três perspectivas fundamentais: a médica, a nutricional e a psicológica. Cremos que, com isso, podemos proporcionar a futuros pacientes uma visão mais abrangente e completa – holística, diriam alguns – acerca do processo. E isso corresponde ao que acontece àqueles que se submetem à cirurgia: uma mudança em todas as dimensões de sua vida.

Existem muitos bons livros sobre a cirurgia bariátrica hoje em dia e chegamos a recomendar a leitura de vários deles a nossos pacientes, ávidos por informações e esclarecimentos. Além disso, não podemos ignorar a internet, as redes sociais e o verdadeiro oceano de informações (boas e más!) que são postadas diariamente, cada um tentando fazer do seu caso particular uma receita geral, mas criando, muitas vezes, preconceitos e enganos que só a muito custo são superados durante o tratamento. (Esse comentário não representa, de modo algum, uma condenação à internet e ao seu extraordinário poder de informar, mas sim um alerta contra os riscos que ela também oferece, já que muitas interpretações errôneas são divulgadas como se fossem verdades médicas.)

De qualquer forma, em que pese a qualidade das publicações de colegas dedicadas ao tema, acreditamos que esta obra possa contribuir para saciar a sede por informações confiáveis, baseadas na experiência real de uma equipe multidisciplinar e de centenas de pacientes, a fim de ajudar na tomada de decisão em favor da cirurgia, bem como alertar para os riscos e as implicações das mudanças radicais no estilo de vida de quem adota esse caminho.

Sabemos que o universo da cirurgia bariátrica contempla uma ampla gama de profissionais imbuídos no tratamento, que inclui áreas cirúrgico-assistenciais, como plástica, ortopedia, odontologia, fisioterapia, fonoaudiologia e psiquiatria. Mas este não se trata de um livro de divulgação científica, e sim de um retrato vivo sobre o tratamento, baseado em casos reais, de pessoas reais, que encararam corajosamente a terapia, a qual foi capaz de resgatá-las das limitações de suas vidas anteriores, mas também as lançou na direção dos desafios desconhecidos de uma nova vida.

Assim, podemos dizer que, ainda que apenas quatro nomes apareçam na capa, este livro conta com centenas de autores – os pacientes e os colegas que, ao contribuírem com suas experiências para a formulação do conteúdo aqui impresso, ajudaram a formar uma obra bastante comprometida com o acervo das vivências acumuladas, e cujo propósito é um só: o de facilitar uma compreensão mais abrangente do caminho a ser tomado por cada obeso que busca a cirurgia como uma porta de saída do seu problema de saúde, mas também como uma porta de entrada para sua nova vida.

Ao integrar os três grandes "campos de batalha", buscamos um benefício bastante singelo, mas importante: ao sair da mesa de operação, cada paciente deverá levar consigo um bisturi simbólico, com o qual deverá ele mesmo continuar operando transformações em sua vida física, nutricional e afetiva. A bariátrica é uma cirurgia que tem começo, mas, recorrendo a um lugar comum, não tem fim. Passar por ela não é submeter-se a um processo, é iniciar um. E viver bem é continuar nele.

Boa leitura!
Os autores.

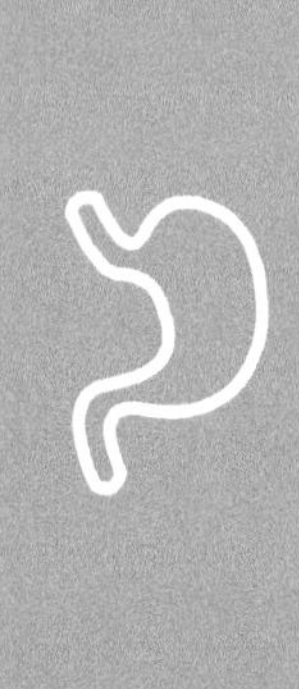

Conhecendo **o processo**

Mesmo não sendo mais uma novidade, a cirurgia bariátrica pode ser considerada uma técnica relativamente recente. Nos principais centros médicos do planeta, ela vem sendo adotada como procedimento padrão para o tratamento da obesidade mórbida, com grandes investimentos em pesquisa e no desenvolvimento de protocolos que possam ser cada vez mais aprimorados e adotados universalmente por médicos, psicólogos e nutricionistas, além de outros especialistas envolvidos no tratamento.

Para iniciar nossa discussão sobre o assunto e ajudá-lo(a) a conhecer melhor o processo, neste capítulo vamos abordar alguns elementos básicos, como as técnicas cirúrgicas mais comuns e os aspectos corporais envolvidos em cada uma. Para isso, é interessante conhecer brevemente como essas técnicas surgiram e qual foi a evolução desse tipo de tratamento até chegar aos procedimentos adotados hoje, relembrando também quais são os processos funcionais de nosso sistema digestório e dos demais sistemas do corpo que serão direta ou indiretamente afetados pela cirurgia, bem como o aspecto psicológico envolvido nesse processo.

Um breve histórico das cirurgias de redução de peso

A obesidade é considerada hoje, no mundo todo, um problema de saúde pública e de caráter epidêmico (maior até que a desnutrição), principalmente em virtude das doenças e da taxa de mortalidade a ela associadas, as quais acarretam elevados custos à sociedade, além de muito sofrimento para as pessoas envolvidas. Depois do tabagismo, ela é a segunda maior causa de mortes que poderiam ser prevenidas e, se não for implantada uma política global de prevenção, em meados de 2025 é possível que mais de 700 milhões de pessoas no mundo sejam obesas.[1]

A despeito desse panorama, a obesidade não é um problema recente: existem relatos sobre ela desde a Antiguidade, associando-a aos mais diversos males, além de imagens datadas de vários períodos históricos que retratam pessoas com formas excessivamente redondas, sugerindo obesidade.

Um dos primeiros relatos sobre um ato cirúrgico objetivando a perda de peso vem da Espanha no século X: segundo Baltasar (2004), o rei de Leon, D. Sancho I, era exageradamente obeso e isso o impedia de andar, cavalgar e até mesmo manusear armas. Correndo o risco de perder o trono por causa dessas dificuldades, por seis meses o rei foi submetido a técnicas, como a costura de seus lábios para limitar a alimentação (usando apenas um aparato que funcionava como canudo), a qual passou então a ser baseada somente com produtos naturais, e ao uso de ópio, muito empregado na época para a perda de peso. Essas medidas podem parecer extremas, mas devemos levar em conta o conhecimento limitado da medicina na época, de forma que tais métodos podem ser entendidos como tentativas de lidar com o problema com base nos recursos que se tinha disponíveis.

Muito tempo se passou – e muitas outras tentativas e experiências – até que, no século XX (mais precisamente em 1954), os médicos Kremen e Liner, após diversos estudos feitos em animais, conseguiram realizar a primeira cirurgia para redução de peso adotando uma técnica de desvio intestinal que retirava quase 90% do órgão. Nesse tipo de cirurgia, chamada de disabsortiva – ou seja, em que se reduz em muito a absorção dos alimentos –, o comprimento do intestino é desviado ou até mesmo encurtado, levando os

1 Conforme informações do "mapa da obesidade", disponibilizado pela Associação Brasileira para o Estudo da Obesidade e da Síndrome Metabólica (ABESO, s.d.), com base na Organização Mundial da Saúde.

pacientes, no entanto, a evacuarem várias vezes ao dia e a perderem muita gordura nas fezes. Esses casos iniciais apresentaram complicações nutricionais severas, o que resultou em um número muito elevado de óbitos.

Alguns anos depois, em meados de 1960, o Dr. Edward Mason, nos Estados Unidos, após estudar e observar os resultados de perda de peso dos pacientes submetidos a cirurgias de estômago por causa de úlceras, introduziu o conceito de restrição do tamanho do estômago também para os pacientes obesos, obtendo resultados melhores.

Como a medicina permanece em constante evolução, diversos outros médicos e cientistas continuaram buscando formas de aprimorar e desenvolver novas técnicas em cima das já existentes e consagradas, com o objetivo de conseguir o melhor desempenho do procedimento com o menor trauma e sofrimento para os pacientes. Assim, já nos anos 1980, a cirurgia bariátrica passou a ser reconhecida como único tratamento de sucesso, a longo prazo (após dez anos), contra a obesidade. A partir dessa data, diversas associações norte-americanas, como o National Institute of Health (NIH), a Society of American Gastrointestinal and Endoscopic Surgeons (SAGES) e a American Gastrointestinal Association (AGA), passaram a apoiar e a estabelecer as boas práticas para esse tipo de cirurgia, além de definir limites clínicos para os procedimentos, como orientações gerais. Desde então, a associação responsável em cada país apresenta modificações pontuais, porém as linhas mestras (*guidelines*) são praticamente as mesmas.[2] Após esse marco, passaram a ser fundadas outras sociedades médicas voltadas ao tema da cirurgia bariátrica pelo mundo todo, e os pacientes obesos começaram a ser mais bem assistidos, no sentido de disporem de boas referências e receberem orientações mais seguras.

No início da década de 1990, praticamente em conjunto, dois cirurgiões apresentaram uma mescla das técnicas mais conhecidas e utilizadas até então, unindo a restrição do estômago a um desvio menor do intestino

2 No Brasil, tecnicamente as normas são regidas pelo Conselho Federal de Medicina (CFM) e, no caso das cirurgias bariátricas, a Sociedade Brasileira de Cirurgia Bariátrica e Metabólica (SBCBM) dita as regras de boas práticas e condução dos pacientes.

e diminuindo, assim, a absorção dos alimentos (além de corrigir algumas das complicações das cirurgias que existiam na época). Essa técnica "grampeava" e separava o estômago, de forma a deixar uma câmara gástrica pequena para induzir à saciedade precoce, e utilizava um anel de silicone em volta desse estômago para retardar seu esvaziamento, de forma que o paciente permanecesse saciado por um período mais prolongado, sem sentir fome. Posteriormente, o método recebeu o nome dos dois criadores, ficando conhecido como técnica de Fobi-Capella – a qual é uma das mais realizadas no mundo.

No Brasil, o pioneirismo do procedimento cirúrgico voltado para a redução de peso foi iniciado na década de 1970 por Salomão Chaib, no Hospital das Clínicas, em São Paulo. A técnica utilizada foi basicamente a da derivação intestinal, obtendo, no entanto, resultados desanimadores. É preciso entender que, naquela época, tanto no Brasil quanto em vários outros países ainda havia muita dificuldade em entender as necessidades e a complexidade da obesidade, não somente no que diz respeito à fisiologia da doença, mas também à própria logística da instituição quanto à disposição e ao trabalho feito nas enfermarias e nos centros cirúrgicos, e mesmo no que tange aos materiais cirúrgicos, pois estes ainda não eram adaptados para tal ou não contavam com as especificidades necessárias.

Outra figura que teve importante papel na evolução da cirurgia bariátrica no país foi o médico Arthur Belarmino Garrido Junior, que conduziu e capitaneou diversos estudos na área, em especial no Hospital Beneficência Portuguesa de São Paulo, onde, junto de outros profissionais, empenhou-se na iniciativa de formar cirurgiões competentes.

Aos poucos, diversos centros especializados foram se consolidando pelo Brasil e, hoje em dia, os dados quanto aos números de procedimentos realizados no país já indicam crescimento (em 2013, o Brasil ocupava o oitavo lugar no *ranking* de cirurgias bariátricas entre todo o mundo).

É importante lembrar que as técnicas cirúrgicas também foram melhorando mundialmente graças ao desenvolvimento da tecnologia e, claro, à persistência de muitos estudiosos. Um exemplo é a videolaparoscopia,[3] método moderno e pouco invasivo pelo qual é possível realizar todas as técnicas cirúrgicas no caso das bariátricas. Esse método deu aos pacientes melhores condições de recuperação pós-operatória, oferecendo um retorno mais rápido e seguro às atividades.

Atualmente, novas técnicas surgem para o tratamento da obesidade e de suas doenças associadas, assim como nosso entendimento acerca do aparelho digestivo como um órgão produtor de hormônios, os quais interferem direta e indiretamente no metabolismo (daí o termo "cirurgia metabólica", muitas vezes utilizado quando se refere à bariátrica). Sem dúvida, nos últimos anos os procedimentos endoscópicos também ganharam espaço e confiabilidade como exames diagnósticos e como tentativas de reparos das complicações cirúrgicas, e assim também avançaram no campo da terapêutica para um tratamento menos invasivo da obesidade. Em um passado não distante, foram introduzidas técnicas endoscópicas fundamentadas e com resultados promissores, conquistando a confiança da classe médico-cirúrgica. Dentre elas podemos destacar o balão intragástrico, dispositivo colocado dentro do estômago por endoscopia, e o endobarrier, que consiste em uma camisa plástica longa, introduzida no começo do intestino (duodeno) para impedir o encontro da comida com as enzimas digestivas, não havendo assim digestão e absorção imediatas das substâncias. Mais recentemente, desenvolveu-se também o método da sutura cavitária endogástrica, espécie de costura realizada por meio da endoscopia para mimetizar o estreitamento da câmara gástrica. No entanto, deve-se ressaltar que tais procedimentos funcionam como alternativa terapêutica, mas não servem para substituir a cirurgia gástrica, além de não terem sido homologados e reconhecidos pelo Conselho Federal de Medicina (CFM); apenas a Sociedade Brasileira de Cirurgia Bariátrica e Metabólica (SBCBM) os reconhece como técnica endoscópica para tratamento da obesidade. Não temos dúvida de que se tratam de procedimentos promissores, motivo pelo qual necessitam

[3] Método minimamente invasivo em que são utilizadas pinças e uma câmera de vídeo para realizar os procedimentos. Pode ser adotado em diversos tipos de cirurgia.

de maiores estudos e tempo para a checagem dos reais benefícios a médio e longo prazo. Por ainda não configurarem procedimentos de rotina em nosso meio, não vamos abordar essas técnicas na presente edição.

Reforçamos, por fim, que o procedimento operatório é apenas parte de um tratamento muito mais complexo, por isso, o paciente necessita de uma abordagem multi e interdisciplinar, principalmente entre cirurgião(ã), psicólogo(a) e nutricionista, uma vez que vários são os componentes que podem interferir no melhor tratamento e no acompanhamento desses pacientes.

O sistema digestório e a dimensão nutricional da cirurgia

Para compreender como a cirurgia bariátrica funciona, é importante entender qual é o caminho do alimento no nosso organismo e como este será impactado pela cirurgia.

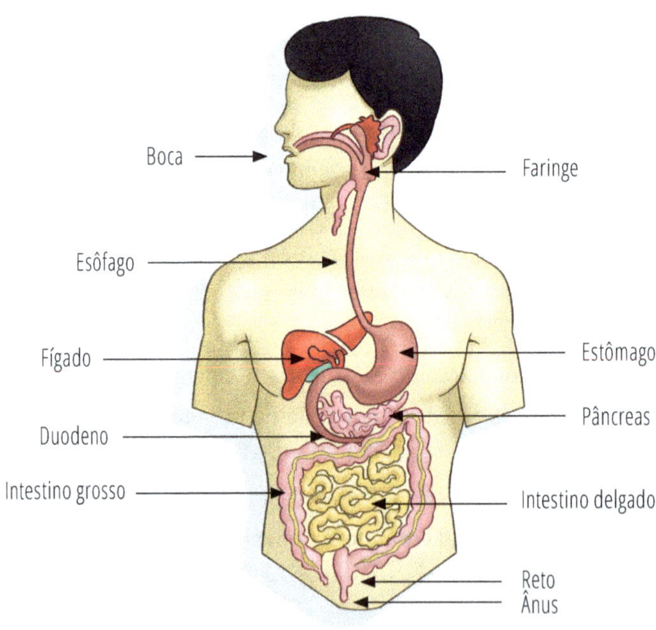

Sistema digestório.

O nosso trato gastrointestinal é um tubo único, que vai da boca ao ânus, composto por uma série de estruturas com diferentes características e funções. São elas: a boca, a faringe, o esôfago, o estômago, o intestino delgado, o intestino grosso, o reto e o ânus.

O processo de digestão tem início na boca, já na mastigação, com a "quebra" parcial dos alimentos em partículas menores. Ao engolirmos, empurramos os alimentos para a faringe e depois para o esôfago, até chegar ao estômago, local em que esses alimentos são quebrados em moléculas ainda menores e onde também ocorre a absorção de água e de outros elementos, como o álcool, o iodo, etc.

Depois dessa etapa, os alimentos passam para o intestino, que vai receber as enzimas de órgãos como o pâncreas e o fígado para absorver os macronutrientes (carboidratos, proteínas e lipídios), os micronutrientes (vitaminas e minerais) e os demais líquidos. As partes do intestino delgado (duodeno, jejuno e íleo) e o cólon são responsáveis pela absorção das seguintes substâncias:

- **Duodeno**: cálcio, ferro, magnésio, fósforo, cobalto, selênio, tiamina (vitamina B1), vitamina B6, niacina, folato e vitaminas lipossolúveis (A, D, E e K);
- **Jejuno**: tiamina, riboflavina, biotina, ácido pantonênico, folato, vitaminas B6, C, A, D, E, K, fósforo, magnésio, ferro, zinco, cromo, manganês, molibdênio, cálcio, lipídios, monossacarídeos, aminoácidos, di e tri-peptídeos;
- **Íleo:** vitaminas C, B12, D, K, sais biliares e magnésio;
- **Cólon**: água, sódio, potássio, vitamina K, biotina e ácidos graxos de cadeia curta.

O restante, isto é, tudo o que não foi digerido nesse processo é liberado pelo organismo através do reto e do ânus na forma de fezes.

Como cada região é responsável pela absorção de um tipo de substância ou nutriente, após a cirurgia, dependendo da técnica realizada e do comportamento alimentar do paciente, podem ocorrer algumas deficiências nutricionais, as quais deverão ser compensadas por uma nova dieta e pelo consumo de vitaminas, conforme veremos mais adiante.

Vale lembrar também que o sistema digestório está ligado ao funcionamento hormonal do nosso corpo. Hoje sabemos, por exemplo, que o estômago produz, entre várias outras substâncias, a grelina, um hormônio oxígeno, isto é, que nos dá vontade de comer mais. À medida que comemos, vamos enchendo o estômago até chegar ao limite da saciedade, momento em que ele envia uma mensagem para o cérebro, na região de saciedade do hipotálamo, indicando para pararmos de comer. Logo, é importante saber que a satisfação precoce é essencial para ajudar a comer menos – além de que, ao comer muito e rápido, acabamos "burlando" esse processo, já que não dá tempo de a mensagem chegar até o cérebro, então nosso estômago fica mais cheio que o necessário, causando aquela sensação de que estamos a ponto de explodir.

Técnicas cirúrgicas

Como vimos, no início das cirurgias para perda de peso o intestino era considerado "vilão", pois acreditava-se que, se não ocorresse a digestão e a absorção de todos os alimentos, provavelmente não engordaríamos. Esse era o motivo pelo qual os cirurgiões realizavam o procedimento fazendo um desvio ou ressecando grandes quantidades de intestino. No entanto, hoje em dia tais cirurgias são contraindicadas pelo Conselho Federal de Medicina em virtude do grande número de complicações resultantes do processo.

Assim, ainda é diminuído o comprimento das alças do intestino em alguns procedimentos, porém, considera-se que é tão ou mais importante diminuir o tamanho (e assim o volume) do estômago, de modo que os dois mecanismos formam as bases para as cirurgias de redução de peso atuais.

Existem técnicas que apenas diminuem o tamanho do estômago, sendo conhecidas como puramente restritivas, já que reduzem a quantidade de alimentos que o paciente será capaz de ingerir. São chamadas de mistas as cirurgias que interferem nos dois pontos, diminuindo tanto o estômago quanto o comprimento do intestino (região de absorção), podendo haver algumas variações em relação a quanto interferir em cada um dos órgãos.

Entre os procedimentos mais adotados no mundo, temos hoje o chamado desvio do estômago ou bypass em Y de Roux (técnica mista)[4] e a gastrectomia vertical em manga (popularmente conhecida como "sleeve gástrico"), procedimento puramente restritivo, ou seja, que não abrange o intestino, e cujo nome vem do fato de que o estômago adquire o formato de uma manga de camisa.

Pacientes operados alguns anos atrás podem ter passado por outras técnicas cirúrgicas, como a banda gástrica ajustável, um procedimento restritivo em que uma cinta é utilizada para comprimir o estômago e assim reduzir seu tamanho; ou as chamadas derivações biliopancreátricas, cirurgias mistas nas quais o trajeto das secreções da bile e do pâncreas era modificado, possuindo como principal característica a disabsorção intestinal. A cirurgia de Scopinaro[5] e a *duodenal switch*[6] são exemplos de derivações biliopancreátricas. Essas técnicas ainda podem ser realizadas, porém, em virtude da possibilidade de acarretarem problemas de alterações intestinais – como a diarreia, que acaba causando certo desconforto social para o paciente – ou nutricionais, como a desnutrição, já se tornaram pouco realizadas em nosso meio, motivo pelo qual as técnicas do bypass e da gastrectomia vertical são hoje as mais comuns.

---

4 A diferença da técnica de Fobi-Capella para o bypass gástrico em Y de roux é apenas a utilização do anel.

5 Método apresentado pelo médico italiano Nicola Scopinaro no qual havia grande manipulação do intestino, constituindo um procedimento disabsortivo.

6 Técnica cirúrgica já pouco utilizada atualmente, apenas para pacientes muito específicos. Envolve a diminuição da câmara gástrica e um desvio do intestino

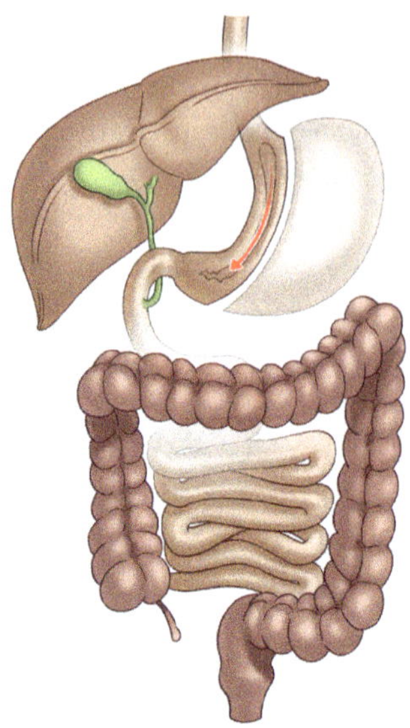

Técnica da gastrectomia vertical.

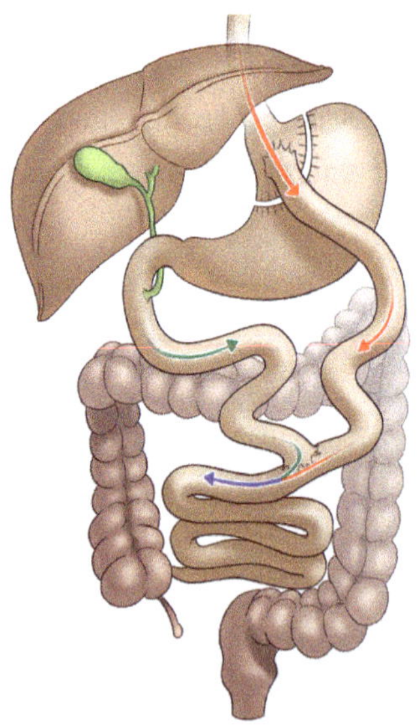

Técnica de bypass em Y de Roux.

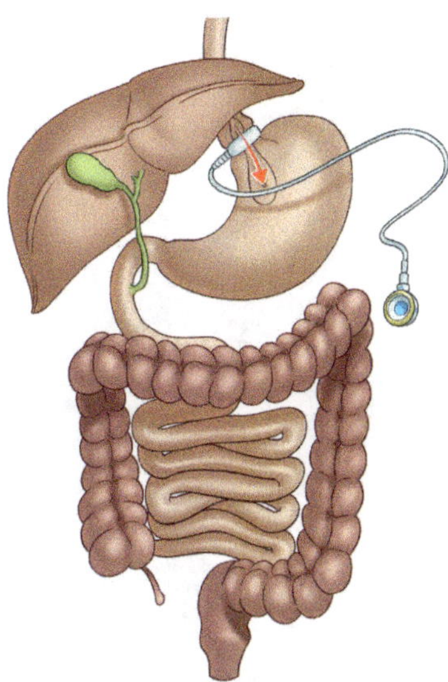

Técnica com banda gástrica ajustável.

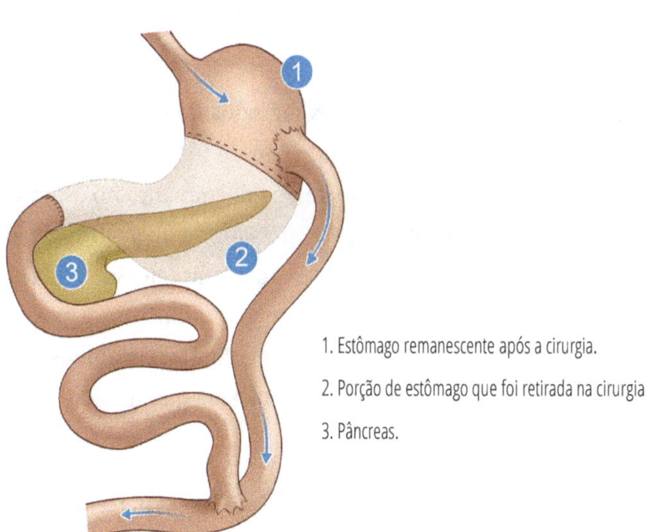

Técnica Scopinaro.

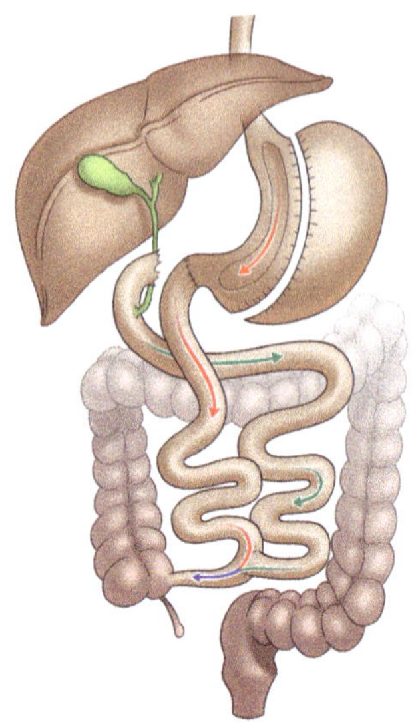

Técnica *duodenal switch.*

Fonte: adaptado de SBCBM (2017, s. p.).

A técnica a ser realizada deve ser decidida em conjunto entre o paciente e o médico, o qual deve sempre explicar os prós e os contras de cada procedimento.

A principal diferença entre os dois métodos de cirurgia mais adotados atualmente é que, no caso do bypass, além da intervenção dupla, o estômago fica com um volume em torno de 60 ml, enquanto no estômago, após a gastrectomia vertical, tecnicamente, passam a caber aproximadamente 150 ml. Um erro comum dos pacientes é considerar que, se após a cirurgia o estômago ficar com maior volume, caberão mais alimentos e, portanto, eles poderão comer mais enquanto se recuperam. Porém, em ambos os procedimentos os pacientes acabam por comer a mesma quantidade de alimentos no pós-operatório.

Outro ponto que pode seduzir o paciente a querer realizar apenas a cirurgia no estômago é imaginar que, não mexendo no intestino, ele não precisará tomar vitaminas. Essa crença também está errada, pois, independentemente da técnica escolhida, no pós-operatório a ingestão de menor quantidade de alimentos se traduz em baixa quantidade de vitaminas absorvidas. Ao reduzirmos o volume de comida ingerida e/ou alterarmos a área de absorção pelo desvio do intestino, os pacientes sempre necessitam de maior oferta de vitaminas para otimizar essa absorção.

A dimensão psicológica e emocional da cirurgia

No início do século XX, quando Freud ainda dava seus primeiros passos na criação da psicanálise, a crença comum era a de que a doença mental tinha como origem uma causa física, orgânica. Seu tratamento, portanto, envolvia uma ação sobre o corpo do paciente, que poderia ocorrer por meio da administração de medicamentos, de uma intervenção cirúrgica ou até mesmo de métodos como choques elétricos. Levou certo tempo para que se demonstrasse, com a consolidação da psicanálise, que a doença mental na maior parte dos casos tinha raízes puramente mentais e emocionais, não físicas, exigindo, assim, uma abordagem terapêutica completamente diversa, que envolvia uma investigação dos conteúdos psíquicos de cada paciente. Mais recentemente, com o desenvolvimento da psiquiatria e da neurociência, as duas esferas – a mental e a física – finalmente se fundiram e os tratamentos de vários transtornos mentais hoje combinam abordagens terapêuticas com o uso de medicamentos.

E nesse panorama, onde entra a obesidade? Bem, talvez não seja muito difícil imaginar que nunca se cogitou considerá-la como um problema mental, algo que exigisse uma psicoterapia no sentido clássico. Na verdade, na ausência de morbidez (quando o índice de massa corporal é superior a 40), a obesidade nem pode ser considerada uma doença e são inúmeros os casos de pessoas que vivem perfeitamente bem com seus quilos a mais – muitos até exploram essa condição a seu favor. Ser gordo ou gorda não é um problema, a não ser quando... se torna um problema! Portanto, quando falamos da obesidade como doença, estamos falando da obesidade mórbida, esta que traz para seu portador inúmeros riscos à saúde, inclusive o de vida.

Assim, reconhecemos a obesidade mórbida como um mal orgânico, não mental, mas que não pode ser tratado exclusivamente com as abordagens médicas empregadas em outras doenças físicas, com remédios ou cirurgias. O tratamento é mais amplo e, como já dissemos, envolve aspectos nutricionais e psicológicos que exigem, por parte do paciente, um significativo grau de participação para o sucesso da terapia.

Por essa razão é que muitos autores consideram a bariátrica como uma cirurgia com várias dimensões, retirando a conotação passiva da palavra paciente, gerando um conceito novo: o do "paciente-agente". Ou seja, mesmo contando com médicos, nutricionistas, psicólogos e outros profissionais atuando em seu tratamento, o obeso será o principal responsável pelo sucesso da sua terapia. E esse papel ativo na terapia vai requerer, por parte do paciente-agente, não apenas um grau elevado de conhecimento sobre o tratamento e suas exigências, mas também um alto grau de conhecimento de si mesmo.

Já no início do processo o candidato à cirurgia bariátrica vai se deparar com muitas decisões importantes a tomar e com mudanças de vida que envolverão escolhas (e exclusões) igualmente importantes e decisivas. Parafraseando Einstein, certos problemas não podem ser resolvidos no mesmo nível em que foram formulados, ou seja, a obesidade não pode ser simplesmente curada e esquecida, como se nunca tivesse existido. Não se pode passar pelo tratamento e "voltar ao normal", apenas a um "novo normal". Para o paciente bariátrico vale o verso da música: "nada será como antes".

A obesidade é uma doença multifatorial (isto é, de causas múltiplas e nem sempre determináveis), crônica (a forma atual de se dizer que uma doença não tem cura, mas pode ser controlada) e de forte estigma social – ou seja, existe uma crença generalizada, mesmo quando disfarçada, que considera a obesidade um defeito de caráter, uma falha moral e até uma fraqueza espiritual diante do pecado capital da gula.

Justamente nesse último ponto, o do preconceito que atribui o sobrepeso a uma falta de controle sobre si mesmo, a obesidade toma um caminho próprio e se distancia de outras doenças eventualmente muito mais graves (afinal, na maior parte das vezes, ninguém tem culpa de pegar um resfriado ou de contrair uma infecção). Esse olhar acusatório que por vezes o paciente encontra até mesmo dentro de casa costuma ter efeitos devastadores sobre o emocional do portador de obesidade, principalmente no estágio da morbidez.

Além disso, é comum que o obeso se sinta, em todos os sentidos, um "anormal": ônibus, trens e aviões não foram dimensionados para ele; comprar uma camiseta, uma calça ou um vestido pode tornar-se uma espécie de "caça ao tesouro", já que a riqueza de ofertas e de estilos encontrada nas lojas "normais" de roupas muitas vezes não se repete nas lojas *plus size*, quando encontradas. E arranjar um namorado ou uma namorada também pode não ser uma tarefa simples, já que os padrões de beleza e de atratividade são absolutamente excludentes... Por isso, o preconceito – esse primeiro cúmplice da obesidade que se traduz em restrições concretas – constitui um problema psicológico nada desprezável, já que nem todos encaram com bom humor o fato de viver como um diferente em um mundo de "iguais".

As comorbidades (doenças causadas por uma doença original) são outra "má companhia" da obesidade que inspira muitos cuidados: o obeso tem mais propensão a ter problemas cardíacos, circulatórios, diabetes, dores nas costas e nas pernas, problemas hepáticos, entre inúmeras outras complicações, algumas das quais são controláveis, mas a maioria não tem cura. Assim, para além das extremas limitações sociais ligadas à obesidade, a questão da saúde surge como outra preocupação predominante na vida daqueles que se candidatam à cirurgia, impactando também a saúde emocional e psicológica.

Nessas duas esferas, a psicológica e a médica, a obesidade pode ser considerada como causa e aí se situam, na maioria dos casos, as motivações mais fortes para quem busca o tratamento cirúrgico. A expressão "uma vida mais saudável e feliz" resume de forma simples e singela o prêmio que se busca ao cabo do tratamento. Mas, se a obesidade está na origem do preconceito social e das inúmeras comorbidades que tanto transtornam a vida do obeso, o que estaria na origem da própria obesidade: uma simples disfunção hormonal? Uma genética desfavorável? Uma alimentação desregrada?

A questão pode parecer irrelevante, já que o que interessa é a superação do problema e não a sua gênese ou origem. Além disso, a própria medicina define que várias causas podem concorrer para seu estabelecimento, não sendo possível determinar causas únicas ou diretas. Cada caso é um caso, porém, a questão central é que certas condições que contribuem para o aparecimento ou dificultam a superação da obesidade comumente não são removidas com a cirurgia. Ou seja, se nosso esforço se limitar a atacar o efeito sem eliminar sua causa, é quase certo que a dificuldade reaparecerá novamente no futuro.

Mas, de quais possíveis causas ou fatores contribuintes estamos falando? Se a cirurgia transporta o paciente para fora do círculo do preconceito e das restrições sociais e ainda elimina a maior parte das preocupações com a saúde, o que poderia levar o problema a reaparecer? Quem, em sã consciência, se permitiria retornar a um passado de sofrimentos e limitações? Em geral, é nesse ponto que as reflexões dos candidatos param e, de forma quase automática, consideram que a cirurgia será a resposta definitiva para seus problemas e que outras preocupações são desnecessárias, ou são meros "exageros" de médicos, nutricionistas e psicólogos – enfim, hipóteses que podem ocorrer a outros, mas nunca a si mesmos. A expressão "cirurgia de dimensão psicológica" não parece fazer muito sentido.

É possível que alguns dos que pensam assim estejam certos, mas grande parte não: é o que indicam as estatísticas já disponíveis, baseadas em centenas de milhares de procedimentos realizados no Brasil e no mundo afora. Infelizmente, o caminho para a maioria não é assim tão simples, tanto por razões bastante elementares quanto por outras bem mais complexas.

Só a título de ilustração, vamos examinar uma das questões centrais da obesidade: o comer, a comida. Alguns candidatos supõem, corretamente, que a cirurgia devolve ao paciente a sensação de saciedade, ou seja, que vão comer pouco e perder a fome rapidamente. Ocorre que a fome não é um fenômeno estritamente orgânico: comer, para quase todo ser humano, também é uma experiência positiva, uma das alegrias da vida. Não é difícil imaginar que, para um obeso, essa experiência de prazer seja ainda maior, quando não a maior de sua vida. (Claro que um paciente bariátrico não para de comer totalmente, mas estamos falando de um comer muito, muito diferente.) E, além dessa relação afetiva com a comida, existe também a questão do hábito: ao longo de anos o obeso organizou sua vida em torno das refeições, das visitas aos restaurantes preferidos, dos fartos almoços em família, do encontro com amigos em torno de mesas bem servidas... Então, como encarar essas situações sob um novo padrão alimentar, tão diferente e restritivo? Ou como abdicar desses momentos sem experimentar a dor de uma separação?

Como foi afirmado pouco antes, cada caso é um caso e muitos consideram, de forma natural, que os ganhos recompensam largamente esses sacrifícios. Que poder entrar naquela loja que é "a minha cara" e que não tinha tamanhos *plus size* ou cercar-se de pretendentes que antes "nem me olhariam" são ganhos mais do que compensadores. Mas nem todos reagem assim, e a nostalgia das grandes refeições pode se tornar uma fonte de tristeza e até de arrependimentos. Mudar de hábitos nunca é fácil, mesmo quando a matemática emocional é tão francamente favorável ao tratamento bariátrico. E essa é apenas uma das possíveis dificuldades.

Neste ponto um candidato à cirurgia pode estar se perguntando: afinal, qual é o objetivo desta obra, desmotivar quem quer se tratar? E a resposta é um contundente NÃO! A cirurgia bariátrica representa, sim, uma revolução no tratamento da obesidade mórbida, e seus resultados são comprovadamente capazes de mudar, para muito melhor, a vida de quem se submete ao tratamento. Mas há uma importante diferença entre a motivação que nasce da ansiedade de quem não suporta mais viver no território da obesidade e a motivação consciente. As maiores chances de sucesso residem, comprovadamente, na motivação consciente.

Enfim, se você vai percorrer uma estrada tortuosa, melhor comprar antes um bom mapa. É isto que pretendemos oferecer com esta obra. E, nos capítulos seguintes, falaremos do processo com mais detalhes, antes e depois da cirurgia, para que o mapa fique ainda mais completo.

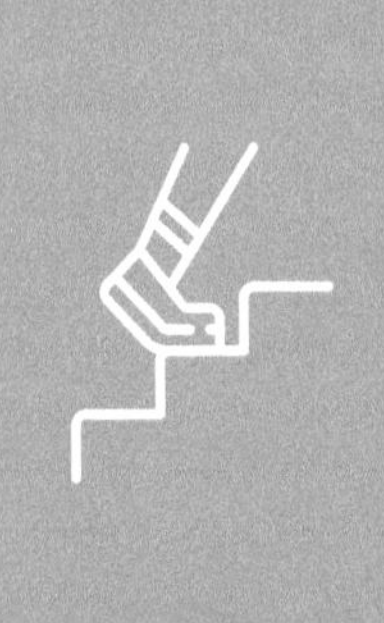

Primeiros passos

Como vimos até aqui, a grande evolução técnica na área da medicina não retira da cirurgia a sua característica mais fundamental: o fato de que ela alcança dimensões que vão muito além do resultado físico. Num certo sentido, as cirurgias bariátricas vêm se tornando um instrumento de saúde pública, mas sem perder sua identidade como uma terapia individualizada, profundamente pessoal, que requer de cada paciente uma série de mudanças, as quais exigem dele coragem, crescimento e disposição para abandonar velhos hábitos e estilos de vida. Exigência pouco usual no tratamento de outras doenças orgânicas.

Não é por outra razão que o sucesso dos procedimentos bariátricos está atrelado não apenas ao desenvolvimento técnico da terapia – seja no campo cirúrgico, seja no nutricional –, mas também (ou principalmente) ao grau de participação dos pacientes, cuja adesão permanente ao tratamento já pode ser considerada seu mais importante fator de êxito. Fazer a cirurgia, colher seus resultados iniciais e depois abandonar as exigências de disciplina nutricional tem sido a causa do seu insucesso a longo prazo para vários pacientes: o reganho de peso, o reencontro com a obesidade, o reaparecimento de comorbidades, a volta ao ponto de partida...

Dessa forma, o obeso que considera fazer a cirurgia deverá enfrentar um caminho que vai além da mesa de cirurgia: ele deverá conhecer detalhadamente o tratamento e suas exigências, mas também deverá mergulhar num processo de autoconhecimento, dominando os fatores emocionais e comportamentais que estejam intimamente ligados à sua obesidade.

Nesse caminho ele é assistido pela equipe multidisciplinar, a qual deve realizar uma avaliação pré-operatória específica e, depois da cirurgia, deve acompanhá-lo com uma frequência que costuma ser mensal no primeiro ano, mas que pode ser individualizada, se necessário.

Além do cirurgião, todos os candidatos devem ser avaliados por alguns especialistas, como um cardiologista, um endocrinologista, um nutricionista e um psicólogo, entre outros, os quais deverão atestar, por meio dos laudos técnicos, que o paciente não apresenta nenhuma restrição que possa impedir o procedimento. Consideramos que essas consultas de avaliação no período pré-operatório são fundamentais, pois a falta de informações necessárias sobre o acompanhamento da cirurgia bariátrica é um dos motivos que podem levar à não adesão do paciente.

É importante ressaltar, também, que não é papel dos profissionais convencer o paciente a operar: ele deve estar, no mínimo, com a decisão previamente tomada quanto ao tratamento cirúrgico. O papel da equipe, então, é o de buscar conhecer minimamente esse paciente e seu histórico a fim de aferir a viabilidade do procedimento e esclarecer suas dúvidas, ajudando-o a percorrer esse caminho da melhor forma possível.

Neste capítulo, abordaremos de uma forma geral quais aspectos estão envolvidos na pré-avaliação do paciente antes da cirurgia, levando em consideração o ponto de vista médico, o nutricional e o psicológico.

A pré-avaliação médica

A origem da obesidade está baseada em três pilares: o genético, o hereditário e o comportamental. No campo da genética, ocorre que determinadas pessoas começam a acumular energia na forma de gordura pelo corpo, muitas vezes sem qualquer razão aparente. Alguns associam esse processo ao avanço da idade, ou a eventos como gravidez, mas os motivos até hoje ainda não foram totalmente elucidados.

Outro pilar é a hereditariedade, uma vez que a obesidade está ligada aos padrões que recebemos de nossos antepassados e que transmitimos aos nossos descendentes. Assim, o paciente que pertence a uma família de obesos e que não se atenta para alguns fatores de sua saúde em pouco tempo poderá começar a aumentar de peso.

Por fim, talvez o mais importante, é o comportamental: engordar vai depender de quanto e de como comemos, bem como dos motivos que podem nos levar ao exagero – além, é claro, da falta de exercícios físicos regulares.

Nesse caso, perder peso é relativamente fácil e para isso nem sempre é preciso procurar o médico: encontramos diversos exemplos nas bancas de jornal, na internet e até mesmo entre os amigos, sempre há alguém compartilhando "fórmulas milagrosas" para emagrecer. Muitas dessas dietas podem até funcionar para quem precisa perder apenas cinco ou seis quilos... Mas dificilmente encontramos manchetes de revistas dizendo "perca quarenta quilos e mantenha", pois a parte mais complicada não é somente perder peso, mas também manter esse peso e os hábitos saudáveis.

Em uma pré-avaliação médica, várias são as formas de classificar um paciente quanto ao grau de obesidade. A classificação mais utilizada e aceita mundialmente é a do IMC (índice de massa corporal), na qual se relacionam o peso e a altura em metros quadrados:

$$IMC = \frac{\text{Peso (Kg)}}{\text{Estatura}^2\,\text{(m)}}$$

A pessoa considerada normal tem o IMC de 18 a 25 kg/m². Com o índice entre 25 e 30, considera-se que ela está com sobrepeso (os "quilinhos a mais") e de 30 a 35 ela é tida como obesa leve (grau I). O índice de 35 a 40 já a classifica com uma obesidade moderada (grau II) e acima de 40 ela é considerada com obesidade com grave (grau III) ou, como também é chamada, obesidade mórbida.

No geral, o tratamento operatório passa a ser indicado para pacientes com IMC a partir de 40; porém, quando o paciente tem 35 de índice e apresenta alguma (ou mais de uma) comorbidade(s), também já podemos indicar a cirurgia.

Dessa forma, não podemos apenas classificar as pessoas pelo peso que apresentam. Parece haver uma crença popular de que só precisam de cirurgia bariátrica as pessoas com cem quilos ou mais. O problema, como já dissemos, não é a pessoa ser obesa: o cerne da questão está nas doenças associadas à obesidade, que podem ser físicas ou psíquicas. Entre as físicas, podemos citar desde as dores articulares – nos tornozelos, nos joelhos, no quadril e nas costas, por exemplo – até o diabetes, a hipertensão (pressão alta), a falta de ar (mesmo com mínimos esforços), a apneia do sono, as pedras na vesícula, o refluxo gástrico,[1] entre muitas outras.

Por outro lado, podemos ter pessoas com índices de massa elevados, mas sem outras doenças graves. Alguns desses pacientes não apresentam indicação para a bariátrica, pois correm o risco de sofrer severa desnutrição depois da cirurgia, desencadeando outros problemas de saúde, antes inexistentes.

Por se tratar de um procedimento cirúrgico, muitos pacientes acham que a cirurgia em si não envolve riscos: notem que a própria situação da obesidade, por si só, já envolve cuidados. São elevados os riscos para o paciente obeso se submeter a qualquer procedimento, e as complicações podem ir desde a infecção de uma ferida operatória, com saída de secreção, por exemplo, até problemas maiores, como a trombose de veias das pernas com coágulos indo para as veias do pulmão, resultando na embolia pulmonar.

Assim, esses pacientes precisam passar por vários profissionais que provavelmente pedirão "baterias" de exames específicos para cada área a fim de confirmar o estado de saúde atual e prevenir problemas no pós-operatório. Podemos citar, por exemplo:

- A **avaliação cardíaca**, para analisar a função do coração em diferentes situações de estresse, uma vez que os pacientes recebem soro

---

1 Processo de retorno do conteúdo do estômago para o esôfago em direção à boca, causando dores e inflamação em função dos ácidos estomacais.

durante o procedimento (que pode ser por período curto ou mais prolongado, dependendo da dificuldade da cirurgia) e também em virtude do tempo cirúrgico, que pode variar;

- A **avaliação pulmonar**, pois o paciente precisará passar por fisioterapia respiratória e de ambulação logo após a cirurgia para evitar pneumonia;
- A **avaliação endocrinológica**, para descartar a presença de outras doenças que também possam levar à obesidade e para avaliar as glândulas do corpo (como tireoide, suprarrenal e hipófise), já que, em conjunto, essas glândulas são responsáveis pelo controle metabólico do nosso organismo;
- A **avaliação vascular**, para saber as condições das veias da perna e se já possuem trombose, pois inúmeros pacientes apresentam trombose antes da cirurgia e esse quadro pode se agravar no pós-operatório.

Do mesmo modo, é fundamental a realização de uma endoscopia digestiva alta, exame que visualiza o interior do esôfago, do estômago e do duodeno (parte inicial do intestino), já que a cirurgia vai interferir nesse sistema e, em determinados procedimentos, uma parte do estômago ficará sem acesso direto por endoscopia no pós-operatório. Algumas vezes podemos encontrar úlceras ou mesmo tumores no esôfago ou estômago, e assim a cirurgia bariátrica estaria contraindicada até que o paciente receba o devido tratamento para essas patologias.

Os exames de sangue para verificar questões bioquímicas e nutricionais dos pacientes também são pedidos e são os mesmos para toda a equipe multiprofissional.

A ultrassonografia também precisa ser realizada, pois um grande número de pacientes apresenta esteatose hepática (infiltração de gordura no fígado), condição que precisa ser acompanhada no pós-operatório. Outro problema que pode ser detectado com a ultrassonografia é a presença de pedras na vesícula biliar – caso as tenha, a retirada da vesícula pode ser feita na mesma cirurgia, ou então meses após a cirurgia bariátrica, constituindo um novo procedimento cirúrgico.

Por fim, é importante ressaltar que, nos dias de hoje, muitos pacientes chegam ao consultório médico já munidos de muita informação, mas, frequentemente, também apresentam muita desorientação. É comum terem a impressão de que a cirurgia vai resolver todos os problemas de suas vidas, criando uma expectativa ilusória, inclusive, de que tudo será muito fácil e simples depois de operar. Algumas pessoas tendem ainda a minimizar os problemas, achando que certos cuidados ou conselhos não servem para elas, apenas para os outros, e só quando tocamos em algum ponto mais complexo é que elas se "desarmam" e assumem sua parcela de culpa.

Do ponto de vista médico, não podemos esquecer que o caminho pode, sim, ser complexo. A cirurgia, assim como ocorre com um remédio, pode apresentar efeitos colaterais – porém, ela também pode ser uma das melhores decisões que o paciente vai tomar. Por isso, é muito importante dar esse passo de maneira consciente e responsável.

A pré-avaliação nutricional

No que diz respeito à avaliação nutricional, podemos começar dizendo que o laudo entregue nessa consulta não é uma simples carta que pode ser escrita de imediato, como muitos pensam. Para que ele seja efetuado, é necessário realizar uma consulta completa, cujo objetivo vai além de esclarecer a relação do peso e da altura do paciente: com ele pretendemos não só declarar se o paciente está indicado ou não para o procedimento, mas também mapear seu perfil nutricional, destacando suas necessidades e deficiências a fim de obter a orientação adequada para a conduta alimentar no período iniciado após a cirurgia.

Assim, desde a primeira avaliação todos os pacientes devem ser orientados sobre os benefícios da cirurgia e sobre as mudanças de estilo de vida que ela demandará. As informações e os esclarecimentos são dados com o objetivo de sanar qualquer dúvida e deixar claro que cada um deve se responsabilizar pelo seu monitoramento no pós-operatório. Apesar de a integração da equipe com o paciente ser determinante no sucesso da cirurgia, a maior responsabilidade é do próprio paciente, que deve seguir as orientações com bastante disciplina.

Podemos dizer que a avaliação nutricional pré-operatória é dividida em algumas etapas. Primeiramente é realizada uma avaliação antropométrica (para medir peso, altura, circunferência abdominal e relação cintura-quadril) do paciente, bem como uma anamnese para conhecer sua história.

A história do paciente nos permite avaliá-lo de forma individualizada, descobrindo se possui alergias, aversões alimentares, doenças associadas, eventos vividos que possam ter causado o aumento do peso, vícios, entre outros elementos que compõem a anamnese clínica nutricional.

Além da história, por meio de um questionário de frequência alimentar incluímos também alguns dados do consumo dietético para conhecer mais a fundo os hábitos alimentares de cada paciente. Quanto mais informações tivermos, mais eficiente será o tratamento.

Como já vimos no tópico anterior, a ferramenta de avaliação antropométrica mais comum é a medida do IMC, que nos permite classificar o estado nutricional dos pacientes e o grau de obesidade em que se encontram. A classificação adaptada pela Organização Mundial da Saúde baseia-se em padrões internacionais desenvolvidos para pessoas adultas conforme o quadro a seguir.

QUADRO 1. CLASSIFICAÇÃO DO ESTADO NUTRICIONAL DE ACORDO COM O IMC PARA ADULTOS

CLASSIFICAÇÃO	IMC (Kg/m^2)	RISCO DE COMORBIDADES
Baixo peso	< 18,5	Baixo
Peso normal	18,5 – 24,9	Médio
Sobrepeso	≥ 25,0	-
Pré-obeso	25,0 – 29,9	Aumentado
Obeso grau I	30,0 – 34,9	Moderado
Obeso grau II	35,0 – 39,9	Grave
Obeso grau III	≥ 40,0	Muito grave

Fonte: adaptado de World Health Organization [Organização Mundial da Saúde], 2000, p. 9.

No entanto, mesmo sendo bastante utilizado, o resultado do IMC possui algumas limitações, como o fato de que ele não é capaz de diferenciar a quantidade de gordura e de massa muscular no corpo. Essas informações podem ser obtidas pela bioimpedanciometria elétrica, um exame que analisa a composição corporal por meio de uma corrente elétrica indolor.

Assim, a bioimpedanciometria mensura os percentuais de gordura que existe depositada abaixo da pele e entre os órgãos, bem como a massa magra (músculos), a quantidade de água no corpo e a taxa metabólica basal, que se refere à quantidade de calorias necessárias para manter as funções vitais do organismo. Trata-se de um método relativamente barato e não invasivo que deve ser realizado em consultório.[2] Recomendamos que ele seja realizado antes da cirurgia e após três meses do procedimento para que seja observada a mudança da composição corporal e, se for o caso, para se traçar novas metas de tratamento. No entanto, essa frequência deve ser definida de acordo com o que a equipe julgar necessário.

Outro índice muito utilizado na avaliação nutricional é a relação cintura-quadril (RCQ), que possibilita avaliar o risco de doenças cardiovasculares e metabólicas (como hipertensão, dislipidemia[3] e diabetes), pois leva em consideração a localização da gordura no corpo. O depósito de gordura localizado principalmente na região abdominal ao redor da cintura indica maior risco de desenvolver problemas de saúde, enquanto o risco é menor quando a maior parte da gordura depositada encontra-se na região das coxas e do quadril. O valor dessa relação pode ser conferido na bioimpedanciometria, mas, caso não seja possível realizar esse exame, o cálculo também pode ser feito utilizando fita métrica para aferir as medidas da circunferência abdominal e do quadril. A RCQ de valor 1 ou superior, para qualquer gênero, indica que o indivíduo está sob o risco de sofrer com problemas de saúde associados ao peso.

---

[2] Cf. Jafrin (2009).

[3] Alteração elevada de colesterol ou de gorduras no sangue.

Exames laboratoriais (de sangue) também devem ser avaliados na consulta nutricional para identificar possíveis alterações. Sabemos que o paciente obeso, no pré-operatório, pode apresentar problemas nutricionais como deficiência de vitaminas B12, vitamina D, ferro e ferritina, os quais, em níveis muito críticos, podem exigir que o paciente aguarde e faça a devida reposição antes da cirurgia. Os exames de sangue necessários são:

- hemograma completo;
- coagulograma;
- ureia;
- creatinina;
- glicemia de jejum;
- insulina;
- proteínas totais;
- albumina;
- ferro sérico;
- ferritina;
- vitamina B12;
- ácido fólico;
- colesterol total e frações;
- triglicérides;
- TGO (AST);
- TGP (ALT);
- fosfatase alcalina;
- GGT;
- bilirrubina total e frações.

O médico cirurgião é quem os solicita e, somados à história do paciente, às avaliações antropométricas e à bioimpedanciometria, permitem que o nutricionista realize uma eficiente consulta de avaliação a fim de contribuir para a segura recuperação e para os melhores resultados da cirurgia bariátrica.

Outra etapa da consulta de avaliação consiste em preparar o paciente para a cirurgia por meio da educação nutricional. Assim, os candidatos se tornam aptos a identificar as calorias, as proteínas, as gorduras e o açúcar contidos nos alimentos, aprendendo a ler os rótulos dos produtos e a escolher os mais adequados, bem como a quantificar porções da maneira correta. De maneira geral, eles são instruídos a selecionar alimentos com baixo teor de gordura e açúcar, e ricos em proteínas de alto valor biológico (como carnes, ovos, leite, queijos, iogurtes e suplementos proteicos).

Além disso, dois assuntos muito importantes a serem abordados na consulta são o risco da síndrome de dumping e o do reganho de peso. A síndrome de dumping não é exatamente uma doença, mas compreende um conjunto de sintomas indesejados que ocorrem em razão da passagem rápida de alimentos ricos em açúcares ou gorduras do estômago para o intestino em pacientes submetidos a cirurgias gástricas. Esses sintomas podem compreender a cefaleia (dor de cabeça), a taquicardia (alteração da frequência cardíaca), a sudorese (suor excessivo), as náuseas, a sensação de fraqueza, o resfriamento das extremidades do corpo (como mãos e pés), o mal-estar com dor abdominal, a diarreia e até mesmo o desmaio. É imprescindível que os pacientes estejam cientes sobre os riscos dessa síndrome já na primeira consulta, uma vez que não existem exames ou mecanismos que indiquem se ele a apresentará ou não. O mais importante é que eles sejam orientados para poder evitar que tais sintomas apareçam.

Quanto ao reganho de peso, considerado um dos maiores temores do paciente operado, sabemos que a cirurgia não "cura" a obesidade e que ele acontece, sim – muitas vezes até antes do que se imagina. Os primeiros dezoito meses após a cirurgia são tidos como a fase da "lua de mel", na qual os pacientes estão mais motivados, entusiasmados, seguindo orientações nutricionais à risca e com pouco apetite. Ocorre que, com o passar do tempo, o apetite vai aumentando e os velhos hábitos podem retornar e atrapalhar a perda e a manutenção do peso. (A dilatação da passagem entre estômago e intestino ocorre em poucos casos.)

Ao se deparar com essa situação, é importante que o paciente não tente resolvê-la sozinho ou com ajuda de qualquer pessoa: ele deve, preferencialmente, procurar a equipe multidisciplinar que o operou. E engana-se quem pensa que será fácil ser submetido a uma reabordagem cirúrgica após o reganho de peso, pois o segundo procedimento tem maior risco de complicações.

Tudo isso é abordado em consulta, pois o paciente precisa estar o mais informado possível em todas as etapas do tratamento. Muitas vezes uma única consulta de avaliação não é suficiente em virtude do número de informações. Os novos hábitos alimentares e os ajustes da nova vida após a cirurgia são desafiadores e requerem perseverança; assim, a adesão ao tratamento precisa ser avaliada continuamente, uma vez que alguns pacientes podem "se perder" no meio do caminho, colocando em risco o sucesso da cirurgia a médio e longo prazo. Por isso, eles costumam ser assistidos pela equipe multiprofissional a cada três meses, contando a partir da liberação dos alimentos de consistência normal, até completar dois anos de cirurgia.

A pré-avaliação psicológica

A chegada do candidato ao consultório psicológico ocorre, normalmente, a partir do encaminhamento do médico, provavelmente o cirurgião que será o responsável pela intervenção. Assim como os demais especialistas farão suas avaliações autorizando o procedimento, o psicólogo também tem um papel importante nessa etapa pré-operatória. Você pode estar se perguntando: o psicólogo vai atestar o quê? Que o candidato é uma pessoa normal, sem problemas psicológicos, sem os chamados "transtornos"? Mas não foi dito anteriormente que os candidatos à bariátrica têm grande chance de apresentar transtornos dessa natureza? É comum que o paciente se pergunte: o psicólogo vai "barrar" minha cirurgia? Como eu posso enganar este(a) terapeuta?

Como se vê, a desinformação produz muitos julgamentos equivocados. E por desinformação não vamos considerar apenas a falta de informação, mas principalmente a presença da informação errada, tão abundante nos dias atuais. Então, é necessário desmistificar o papel do psicólogo no processo de preparação para a cirurgia bariátrica. Em primeiro lugar, a presença de transtornos mentais não constitui um impedimento para a cirurgia, exceto em casos realmente graves e extremos. Não é difícil compreender que alguém que esteja vivendo um quadro de alcoolismo ativo ou que esteja sob a dependência de drogas psicoativas não tenha condições de se submeter a um procedimento de repercussões tão profundas. Porém, a presença de transtornos mentais não agudos não impede a cirurgia, apenas pode prejudicar o seu sucesso.

A rigor, este é o principal papel do psicólogo no processo: ajudar o candidato a se preparar para as mudanças que virão após o procedimento, informá-lo sobre os estágios iniciais do tratamento, esclarecer dúvidas, dissipar inseguranças, enfim, ajudar a preparar o caminho para uma vida muito diferente. Assim, a preocupação central do candidato não deveria ser "enganar" o psicólogo para obter um laudo positivo. O laudo, pode-se dizer, é secundário, ainda que obrigatório.

Também é preciso esclarecer que as sessões não têm o objetivo de "terapizar" ninguém; não há um tratamento preparatório previamente previsto e padronizado, não existe a proposta de resolver problemas emocionais ou psicológicos como pré-requisito para quem deseja se operar. O psicólogo vai levantar e compartilhar informações, indicar ao candidato cuidados a serem tomados em relação a comportamentos de risco para o sucesso do tratamento e ajudá-lo nas questões emocionais quando essa ajuda for solicitada.

Assim, a intervenção do psicólogo pode ajudar, e muito, na preparação para o tratamento, nos estágios de adaptação a uma nova dieta radicalmente diferente e até mesmo na orientação à família, que terá, quase sempre, uma participação importante no processo. Por essa razão nossa equipe tem trabalhado com quatro sessões anteriores ao procedimento e outras sessões posteriores, a serem ajustadas com cada paciente, dependendo de cada caso.

É normal que uma pessoa leiga imagine que as sessões são meras conversas, como bater um papo para ver se está tudo bem. Na verdade, ainda que se converse bastante em cada uma, o profissional procura seguir um roteiro – procedimento que hoje é compartilhado por um número crescente de psicólogos em todo o Brasil e no mundo. Assim, já na primeira sessão o candidato é convidado a falar sobre sua obesidade, sobre como ela impacta sua vida profissional e emocional, sobre quais são suas motivações para passar pelo tratamento, quais são suas expectativas em relação aos resultados e quais são seus possíveis temores em relação às mudanças projetadas no horizonte.

Quase sempre o paciente apresenta um estado de grande ansiedade em relação à cirurgia, e procuramos, assim, examinar o papel da comida na vida de cada um, verificando se há sinais de comportamentos compulsivos ou se ele apenas come errado. Essa tomada de consciência costuma afastar os "fantasmas" criados em relação ao tratamento, dando mais segurança para se seguir em frente.

Outro levantamento importante nesse primeiro contato refere-se ao histórico familiar de comorbidades, que pode indicar predisposições genéticas que o candidato possa ter herdado. Esse histórico familiar de pai e mãe não tem nenhuma relevância para a decisão de se aprovar a cirurgia, mas indica ao próprio candidato algumas propensões que podem sugerir uma ação preventiva, principalmente em relação a doenças mais graves como o diabetes, por exemplo. E, finalmente, é realizado um levantamento das próprias comorbidades que atingem o candidato naquele momento e dos problemas de saúde que ele já apresenta independentemente da obesidade.

Como se trata de uma sessão basicamente retrospectiva, na qual o passado de obesidade é revisitado, os hábitos são mapeados, e as preferências, hierarquizadas. É um momento em que se costuma identificar sinais de um eventual transtorno psicológico, muitas vezes algo que tenha passado despercebido pelo próprio paciente. Poderíamos definir esse momento como a oportunidade de um encontro consigo mesmo, com as dificuldades que costumam ser varridas para baixo do tapete; com situações que às vezes não gostamos de lembrar, mas que permanecem nos perseguindo na forma de medos e angústias indefinidas, como fantasmas psicológicos. Esse "recontato" do obeso consigo mesmo é extremamente enriquecedor, e não é incomum que o candidato saia da sessão mais seguro e sereno, ou pelo menos profundamente emocionado.

Claro que cada paciente terá uma história muito própria, e as narrativas emocionais ligadas à obesidade podem seguir direções muito diferentes. Em alguns casos as interações familiares assumirão um peso central na conversa, enquanto outros vão considerar que, entre suas principais batalhas, estão o ambiente de trabalho, as situações de assédio moral, o *bullying* na escola, as dificuldades no relacionamento amoroso e sexual...

É importante ressaltar que, durante as sessões, nunca deve existir um movimento de "invadir" a privacidade de ninguém, afinal, não se trata de uma sessão terapêutica, mas de apoio. (A esse respeito, mais adiante falaremos também sobre os grupos de apoio e sobre a extraordinária riqueza das trocas de experiências que ocorrem ali. A partir desse momento o candidato não estará mais só, a menos que opte por preservar seu isolamento.)

As sessões não são estanques, ou seja, não apresentam delimitações muito rígidas, de forma que assuntos iniciados na primeira sessão poderão ser retomados depois. Porém, muitos psicólogos procuram dedicar o segundo encontro à aplicação de testes projetivos, tais como o ECAP (teste de escala de compulsão alimentar), o AUDIT (teste de identificação de distúrbio de uso de álcool), o STAXI (inventário de expressão de raiva como estado e traço), entre outros. Esses testes vêm se difundindo entre os terapeutas especializados no apoio a pacientes bariátricos, contribuindo de forma muito positiva na definição do quadro afetivo-comportamental de cada um.

É difícil, para um leigo, compreender o papel de um teste – alguns podem considerá-lo como uma forma despersonalizada de diagnóstico, como se estivessem sendo analisados por uma máquina, ainda que haja um ser humano por trás. Mas um teste procura captar quadros e indicadores totalmente subjetivos e convertê-los em informações mensuráveis. Por exemplo, o ECAP vai ajudar o profissional a identificar a presença da compulsão alimentar e, principalmente, estabelecer seu grau numa escala predeterminada.

Assim, tanto o paciente quanto o psicólogo saberão, de forma mais concreta, qual o "tamanho" do problema e, por consequência, o "tamanho" das providências que devem ser tomadas. Portanto, esses testes são, por assim dizer, espelhos – só que dotados de réguas e escalas.

Na terceira sessão, procura-se proporcionar ao candidato um espaço para o esclarecimento de dúvidas a respeito da cirurgia e dos dias subsequentes, certamente os mais difíceis, como ocorre em qualquer cirurgia. Muitos se assustam com a perspectiva de abandonar um padrão alimentar de forma tão abrupta e sair da sala de operações para vários dias de um cardápio líquido e um reencontro lento com os alimentos sólidos, até então sempre abundantes. Trata-se de outra sessão muito rica para o paciente, pois ajuda a superar expectativas negativas, quase sempre nascidas de um medo injustificado.

A quarta sessão é chamada de devolutiva. Em primeiro lugar, o candidato tem acesso aos resultados de seus testes, que serão explicados e discutidos. É incrível como podemos nos surpreender com nós mesmos quando somos vistos por um olhar externo, mesmo que feito por meio de um teste. É como se um outro "eu" surgisse diante de nossos olhos e nossa reação fosse "ah! Quer dizer que eu sou assim e nunca tinha percebido?...". Como ocorre com todas as dificuldades da vida, é sempre bom aproveitar o lado bom que está "embutido" em todo problema. Não se trata de elogiar a obesidade, mas de reconhecer que as crises nos proporcionam novas perspectivas de enriquecimento pessoal, as quais estão inacessíveis aos que estão mergulhados na vida dita "normal", em que as coisas seguem seu curso sem muita reflexão, muitas vezes no modo automático. Muitos pacientes, após a cirurgia, não se tornam apenas mais magros e saudáveis, mas seres humanos melhores – isto é, com níveis melhores de relação consigo mesmo e com o próximo, exatamente porque o processo enseja uma oportunidade de autoconhecimento rara nos processos regulares de vida.

Essas sessões de avaliação poderão, ainda, comportar outras iniciativas, como a participação de familiares ou cônjuges. Muitas vezes a participação das pessoas próximas é simplesmente decisiva, tanto para o sucesso quanto para o fracasso do tratamento. Nenhuma família corresponde àquele antigo padrão dos comerciais de margarina – ou seja, não são perfeitas –, mas muitos obesos enfrentam ambientes domésticos adversos para um tratamento que envolve tantas mudanças. Nesse caso, o processo de esclarecimento e discussão deverá envolver outros agentes, sempre que o sucesso do tratamento depender de outras pessoas próximas, seja para que ajudem, seja para que não atrapalhem.

Como já dissemos, o tratamento de obesidade baseado na cirurgia metabólica não se restringe a uma intervenção médica. As sessões iniciais constituem, assim, uma porta de entrada para a compreensão dos impactos do tratamento na dimensão não corporal do paciente, na sua vida emocional e afetiva; na forma de lidar com suas antigas ligações com a comida e com o mundo; nos meios de processar os ressentimentos que costumam se acumular nos anos de obesidade e de deixar para trás não apenas a gordura corporal, mas também as cargas emocionais impostas por um mundo adverso, talvez mais pesadas que o próprio corpo.

O pós-cirúrgico
e seus desafios

Se compararmos o tratamento bariátrico com uma travessia repleta de mudanças físicas e mentais, estaremos diante de uma ponte que pode levar dois anos ou mais para ser totalmente percorrida. Afinal, se no ponto de partida temos uma forma precária de equilíbrio, baseada na obesidade e em suas "compensações", a jornada só estará completa quando o paciente atingir seu novo ponto de equilíbrio, com o novo peso estabilizado, os novos hábitos alimentares já naturalizados, os cuidados com a suplementação já incorporados à rotina de vida, enfim, quando a nova condição corporal estiver alinhada com uma condição psicológica equilibrada e sustentável.

E por que dois anos? Porque esse período geralmente cobre toda a fase preparatória, o período pós-cirúrgico imediato e toda a fase de estabilização das novas condições. Para atingir esse equilíbrio, é importante dizer que processos não podem ser encurtados, atalhos não podem ser tomados, principalmente quando tantas mudanças estão em jogo.

O momento crítico nesse caminho, o chamado "ponto de não retorno", aquele que concentra todos os medos e expectativas, é a cirurgia em si e os dias subsequentes. Mesmo com todo o preparo prévio, apesar de o paciente saber em detalhes o que esperar, a perspectiva de entrar em uma sala de cirurgia e sair de lá para uma vida tão diferente, sem chance de voltar atrás, sem poder recorrer aos velhos hábitos, costuma ser assustadora para muitos. É, de fato, como atravessar uma ponte, olhar para trás e vê-la queimando:

a única alternativa é seguir em frente. Esse tipo de medo é frequente em todas as decisões definitivas que às vezes temos de tomar na vida, como separações conjugais, mudanças de emprego, rupturas de laços muitas vezes antigos e estabilizados. Assim, talvez valha a pena realizar um breve ensaio mental desse momento, a fim de antecipar as reações e obter as respostas mais adequadas.

Por mais preparado que o candidato esteja, a realidade é muito diferente da teoria. Assim, cabe a ele escolher para onde olhar: para o passado nostálgico, com o sentimento de que não devia ter dado esse passo, ou para sua imagem futura, física e emocional, na qual dificuldades e limitações terão sido deixadas para trás e um novo campo de possibilidades estará aberto à sua frente. Quase sempre nossas dificuldades para as mudanças estão mais associadas aos nossos apegos a velhas ligações. Não é o medo do novo que nos assusta, mas sim o medo de abandonar o velho.

Assim, a primeira reação a ser evitada, a que causa maior desconforto, é de natureza emocional: o sentimento de arrependimento, um desejo de se sentir seguro novamente, a vontade de voltar para o ontem. Por isso, uma recomendação é combinar com o paciente, no primeiro encontro pós-operatório, uma visita no hospital, quando a equipe procura avaliar suas reações ao procedimento, como dor e desconforto, além de dar apoio aos familiares acompanhantes, que normalmente também estão cheios de dúvidas e inseguranças. Nesse encontro também é possível confirmar a próxima sessão, geralmente marcada para quinze dias após a alta hospitalar, quando o paciente também deverá se encontrar com a nutricionista para a troca de dieta. (Lembramos que cada centro de tratamento de obesidade adota uma rotina específica combinada e orientada previamente aos pacientes. Em caso de excepcionalidade, essa rotina pode ser alterada.)

Com isso em mente, neste capítulo falaremos sobre as etapas do pós-cirúrgico, tanto no que diz respeito ao momento imediatamente após o procedimento quanto à vida depois de passado algum tempo, abordando suas dificuldades e propondo algumas formas de lidar com elas para auxiliar o candidato à cirurgia a sentir-se mais seguro em relação ao seu futuro, já de posse desses novos conhecimentos.

Pós-cirúrgico imediato e recuperação

INTERCORRÊNCIAS MÉDICAS

Como já observamos, hoje em dia a cirurgia bariátrica, na sua maioria em grandes centros, é realizada por videolaparoscopia, independentemente da técnica cirúrgica escolhida (bypass gástrico, gastrectomia vertical e as demais). Esse procedimento minimamente invasivo tem como principal característica o fato de proporcionar ao organismo menos estresse, com uma lesão menor e mínima dor, além de um rápido reestabelecimento para o retorno do paciente às atividades.

Precisamos lembrar que todos os pacientes submetidos a um procedimento cirúrgico podem apresentar complicações, as quais podem ser decorrentes da cirurgia propriamente dita ou das doenças associadas à obesidade. Esse é o motivo pelo qual os pacientes fazem diversos exames e passam por diversos profissionais no pré-operatório.

Ao final da intervenção cirúrgica, por segurança, pode ser colocado um dreno próximo às áreas de sutura ou de anastomose,[1] a fim de monitorar a ocorrência de vazamentos (as chamadas fístulas)[2] nos primeiros dias após o procedimento.

Nas primeiras horas de recuperação, o paciente permanece em jejum absoluto, sendo medicado com remédios para dor pela veia em horários programados, além de receber antibiótico, anticoagulante (que ajuda a prevenir a formação de coágulos nas pernas; porém, o uso dessas substâncias pode causar sangramentos), soro para hidratação e de usar meias elásticas.

O principal pico de dor acontece nas primeiras 24 horas, mas com analgesia simples conseguimos controlar essa dor. (Lembramos que não existe cirurgia indolor: o que ocorre é que os pacientes apresentam diferentes limites para dor, assim, o que é dor para alguns pode não ser para outros.

1 Costura para ligar os intestinos ou alças intestinais.
2 Termo técnico para denominar uma perfuração nas linhas de grampeamento, de forma que, se o paciente ingerir algo, o líquido pode sair do estômago.

A cirurgia feita por videolaparoscopia, por causar um trauma muito menor ao organismo em relação aos métodos utilizados antigamente, já ajuda muito nesse quesito, além de facilitar a deambulação[3] precoce.)

Um número muito pequeno de pacientes pode apresentar alergia aos analgésicos mais utilizados normalmente, e nesses casos a equipe deve ter atenção especial. A analgesia é importante, pois queremos que os pacientes saiam da cama o quanto antes, no mínimo para sentar-se, o que melhora a respiração e faz com que os pulmões evitem o acúmulo de secreção.

Quanto mais rápida for a saída da cama e a deambulação, menores serão as complicações pós-cirúrgicas. Sabemos que a grande maioria dos pacientes obesos apresenta uma particularidade, que é o fato de não ventilarem bem os pulmões; assim sendo, qualquer acúmulo de secreção pode ser o fator inicial para uma pneumonia, o que é muito preocupante. Além disso, a deambulação precoce diminui as chances de trombose das veias das pernas, outra complicação muito séria, uma vez que, como já mencionamos, os coágulos podem ir para os pulmões e assim piorar as complicações pulmonares – é o chamado tromboembolismo pulmonar. Outra vantagem, ainda, é que a deambulação melhora a eliminação dos gases intestinais, um dos fatores que mais incomodam no pós-cirúrgico. (Esse gás não é o gás utilizado na cirurgia e sim aquele produzido pelo intestino que quer funcionar, e o melhor remédio para eliminá-lo é caminhar!) Por esses motivos, durante todo o período de internação, as enfermeiras são orientadas a insistir para que os pacientes saiam da cama e caminhem pelos corredores.

Nesse pós-operatório imediato, os pacientes permanecem em jejum por boca, não tomando nem água, pois podem apresentar náuseas e vômitos em razão da manipulação do estômago feita na cirurgia. Aproximadamente 24 horas após o procedimento, depois do jejum, é feito um teste para assegurar que as anastomoses (canais de interligação) do estômago e do intestino estão bem. Para essa avaliação, o paciente bebe um copo de água com uma substância colorida, o azul de metileno (corante de contraste), e em seguida

[3] Deambular é o mesmo que caminhar, andar.

fica em observação por algumas horas. Esse teste serve para certificarmos a integridade das costuras realizadas no dia anterior. Tal procedimento é importante, pois, caso haja vazamento (saída do azul pelo dreno), temos o que chamamos de fístula. É extremamente raro que elas apareçam no pós-operatório imediato, podendo acontecer apenas entre o sétimo e o décimo dia de pós-operatório; porém, o teste é feito cedo para que, caso aconteçam, o tratamento possa ser administrado. Se houver indício de fístula, o paciente é mantido internado e sob jejum oral, recebendo nutrição na veia – chamada de nutrição parenteral –, além de antibiótico por uma semana, período no qual pode cicatrizar a fístula e voltar a ter um pós-operatório normal.

Caso não tenha saído nada pelo dreno, a dieta com água, chá e gelatina diet pode ser iniciada, e na sequência os caldos claros também podem ser introduzidos. Quando esses alimentos são liberados, os pacientes começam a produzir os gases, que podem causar dores abdominais (cólicas), por isso reforçamos que o melhor remédio é a deambulação. Para evitar as náuseas, utilizamos medicamentos chamados antieméticos, que por sua vez podem causar muita sonolência.

Infecções de feridas operatórias especificamente são eventos muito raros de acontecer. De imediato, os pacientes são estimulados a fazer higiene corporal, assim como ocorrem manipulações das incisões e do dreno para evitar problemas nesse sentido.

No período acompanhado, os pacientes permanecem com soro na veia, em geral três litros por dia, pois, como não conseguem ingerir grandes quantidades de líquido, podem desidratar com mais facilidade. Outra preocupação para mantermos o soro é que pacientes muito pesados, por permanecerem longos períodos deitados, seja na sala de cirurgia, seja na cama, podem machucar a musculatura das costas e até mesmo desenvolver problemas com os rins, causando insuficiência renal.

De forma geral, os pacientes permanecem internados por um período de dois a cinco dias, que pode variar dependendo da existência de indicação ou necessidade de permanecer em UTI. Devemos lembrar que, em paralelo ao acompanhamento de internação, os pacientes que apresentam outras doenças também são monitorados em todo o período.

Quando recebem alta hospitalar para acompanhamento ambulatorial, os pacientes são orientados em relação à nova dieta, que será progressivamente melhorada, além de instruções para as condutas com curativos, cuidados com o dreno e as devidas medicações e vitaminas para ingestão no pós-operatório. Recomendamos também que os pacientes se mantenham ativos em casa e que ingiram de dois a três litros diários de líquidos, pelo menos.

FASES DA DIETA PÓS-OPERATÓRIA

A dieta pós-cirurgia, depois da liberação médica, é dividida em quatro fases. Inicialmente, parte-se de uma dieta líquida em pequeno volume, passando pela dieta liquidificada, pela pastosa e, finalmente, pela transição definitiva para a alimentação de consistência normal.

Na primeira fase (dieta líquida), a finalidade é favorecer o esvaziamento gástrico, com quantidades que vão de 50 até 100 ml por refeição. É uma dieta composta por sucos coados, gelatina, leite, iogurte e caldo ralo preparado com vegetais e carne magra (água do cozimento). As orientações para essa fase, incluindo informações sobre a suplementação, geralmente têm início uma semana antes do procedimento cirúrgico para que o paciente tenha tempo hábil de fazer as compras.

A segunda fase, da dieta liquidificada, é composta por vitaminas e por alimentos batidos na forma de uma sopa cremosa. A terceira fase, da dieta pastosa, já é constituída por alimentos sólidos, porém macios e bem cozidos, com exclusão de vegetais crus. E, por fim, chega-se à quarta fase, que é a dieta de consistência normal, composta por alimentos sólidos, cozidos e crus.

As três primeiras fases (líquida, liquidificada e pastosa) têm duração média de quinze dias e, na última, apesar de ser considerada definitiva, recomendamos que o paciente siga por quarenta dias, retornando ao consultório em seguida para avaliarmos a adaptação. Na verdade, é fundamental que o paciente seja assistido fase por fase, retornando ao consultório durante cada uma delas, pois cada paciente é único e, portanto, possui uma adaptação pessoal, de forma que as evoluções alimentares terão algumas particularidades.

Esse contato com o nutricionista faz toda a diferença no tratamento. A orientação é de extrema importância, não só para garantir uma boa nutrição, mas também para auxiliar o organismo a se adaptar à nova anatomia. Por isso, todos os pacientes devem evoluir a dieta após a alta hospitalar somente em consulta presencial. Dessa forma, o profissional pode acompanhar de perto para assegurar que o processo de adaptação seja o mais tranquilo possível, sem intercorrências.

Vale ressaltar que a orientação nutricional ajudará o paciente não só a perder peso de maneira saudável, mas também a manter o peso adequado por toda a vida. A conduta alimentar no pós-operatório da cirurgia bariátrica pode variar de acordo com as equipes que acompanham o paciente, mas existem orientações nutricionais padronizadas por consenso das quais não podemos abrir mão. As orientações da dieta devem ser feitas de acordo com as especificidades de cada indivíduo em relação às condições de saúde, dentição, tipo de cirurgia, velocidade de perda de peso e hábitos alimentares, podendo ser necessário incluir ou excluir determinados alimentos.

Além disso, a conscientização da mudança do hábito alimentar é fundamental, e sabemos que a dificuldade é enorme; por isso, já na primeira consulta pré-operatória, reforçamos a necessidade de se ter disciplina e concentração antes e depois da cirurgia. Se a disciplina e a concentração não forem incorporadas no hábito novo, certamente o paciente vai passar mal. Por outro lado, aquele que conseguir incorporar de forma calma, tranquila, terá maior chance de sucesso na cirurgia e de adaptação na nova vida.

A seguir veremos mais detalhes sobre a dieta nessa nova vida, e ao final do livro também apresentamos algumas receitas que podem fazer parte de uma alimentação balanceada (p. 177).

A nova vida no velho mundo

MUDANÇAS NA ALIMENTAÇÃO

Nos primórdios, sabemos que, para se alimentar, o homem caçava e pescava. Ele não sabia quando teria alimento novamente, então dependia de sua sorte e de suas habilidades para encontrá-lo e lutar por ele, muitas vezes realizando grandes esforços físicos. Em contrapartida, agora temos alimentos à nossa disposição, praticamente em qualquer lugar. Essa situação é benéfica em termos de facilidades e mesmo de economia de tempo, porém também pode nos induzir ao excesso, que comumente é confundido com boa nutrição. A alimentação da maioria das pessoas hoje em dia é caracterizada pela alta ingestão de carboidratos simples e baixa ingestão de proteínas. Para se ter uma ideia, muitos pacientes relatam em consulta que o jantar é quase sempre composto apenas por macarrão e molho pronto, sendo que um prato fundo cheio não costuma ser suficiente, então repetem a refeição porque precisam ter a sensação de estarem "cheios".

Essa oferta de alimentos industrializados ou muito calóricos, o ritmo de vida acelerado e o sedentarismo formam um conjunto de fatores que prejudicam a saúde e, infelizmente, é gritante o número de pessoas que arranjam desculpas para que a falta de hábitos saudáveis seja aceita ou justificada. Na verdade, as justificativas se tornam irrelevantes quando há força de vontade e disciplina, e quando o paciente leva em conta quanto tal objetivo é importante para si mesmo. Certamente, aprender a comer de forma correta não é difícil, o difícil é se convencer, ou seja, aceitar mudar um hábito ruim. É claro que não é impossível, mas, além de exigir habilidade e muita paciência por parte dos profissionais, o tratamento depende do interesse de cada paciente, inclusive para buscar ajuda quando sentir dificuldade. Por isso, sempre discutimos e reforçamos em consulta a necessidade de estarem dispostos e prontos para as mudanças, pois, se estiverem, já teremos percorrido grande parte da trajetória.

Dito isso, vamos deixar claro que a boa nutrição é mais simples do que se pensa. De maneira geral, basta priorizar alimentos "de verdade", como frutas, vegetais, carnes, ovos, arroz, feijão, etc., e evitar os chamados produtos alimentícios, que são aqueles industrializados. Não precisa generalizar:

reparem que não estamos condenando ou proibindo tudo o que vem em uma embalagem! O que queremos dizer é que nossa alimentação deve ser o mais natural possível, e que alimentos industrializados podem ser consumidos, sim, porém o ideal é que seja com pouca frequência.

Assim, a nova dieta do paciente pós-bariátrico, que deve ser seguida para o resto da vida, na verdade não tem nada de novo, afinal, consumir mais alimentos de verdade e menos industrializados não é novidade para ninguém. Ocorre que, no caso desses pacientes, é necessário um período de adaptação para que o processo digestivo seja facilitado e não sobrecarregue o estômago operado. Esse período de adaptação exige que os pacientes sigam planos alimentares muito restritos no início, mas que vão evoluindo de forma gradativa em relação aos tipos de alimentos. Diante disso, porém, notamos que algumas pessoas ignoram as orientações e "pulam fases" por conta própria, em grande parte devido à ansiedade, o que pode ser muito prejudicial.

Além disso, encontrar o equilíbrio do peso corporal saudável após a cirurgia bariátrica não está relacionado apenas ao controle de ingestão calórica.

De acordo com a pirâmide alimentar pós-gastroplastia, além da distribuição adequada do consumo de cada grupo alimentar, os cuidados para a manutenção do peso também abrangem a prática de atividade física, o consumo dos suplementos nutricionais e a hidratação, que são a base de tudo (5).

No topo da pirâmide (1), encontram-se os alimentos que não devemos consumir em grandes quantidades, como gordura animal, frituras, alimentos ricos em açúcar, bebidas alcoólicas e gaseificadas.

Em seguida (2), encontramos o grupo de alimentos com consumo limitado a duas porções por dia: tubérculos (como inhame, batata e batata-doce), leguminosas (feijões, ervilha, lentilha, soja), pães, bolachas, torradas, arroz, macarrão e cereais matinais.

Logo abaixo (3) vem o grupo das frutas, dos vegetais e dos óleos de fonte vegetal (sempre priorizando o azeite de oliva, pois sua distribuição de ácidos graxos é mais benéfica ao organismo), que têm de duas a três porções diárias liberadas.

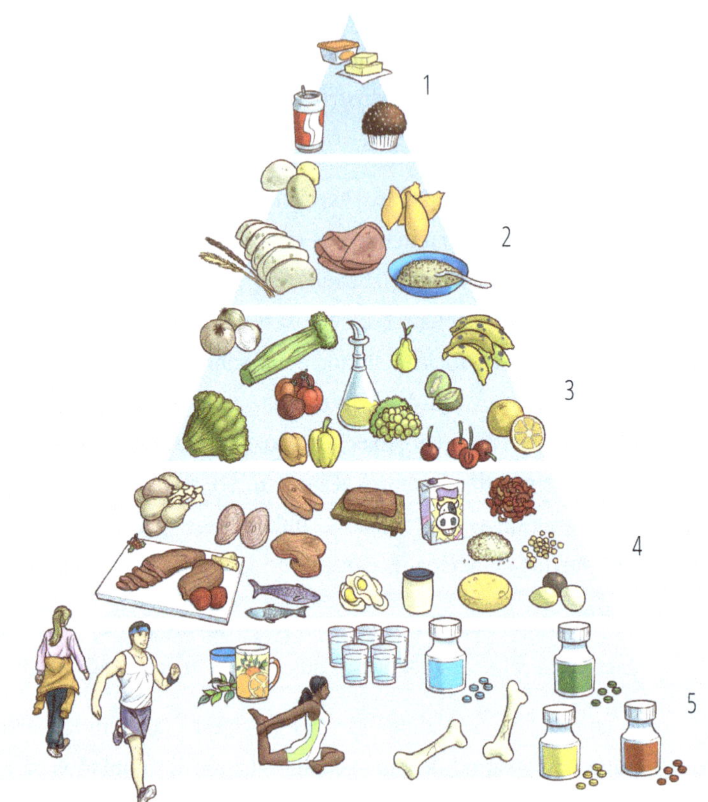

Fonte: adaptada de Moizé *et al.* (2010).

As proteínas vêm a seguir (4), sendo o grupo de alimentos mais importante para um paciente submetido à cirurgia bariátrica. A recomendação para esse grupo é o consumo de quatro porções por dia, as quais abrangem, por ordem de prioridade, carnes magras (bovina e de frango), peixes gordos ou magros, ovos, leite e derivados (isentos de gordura ou com baixa quantidade) e, mais uma vez, as leguminosas, que são ricas em proteína de fonte vegetal.

Também é imprescindível alertar o paciente sobre o monitoramento periódico dos exames laboratoriais e sobre a avaliação do recordatório (histórico) alimentar em intervalos regulares. Como vimos anteriormente, uma das consequências da cirurgia é o déficit de alguns nutrientes no corpo em função das mudanças anatômicas e fisiológicas que cada técnica cirúrgica impõe. Esse déficit pode variar dependendo da técnica empregada. O quadro a seguir relaciona alguns exemplos:

QUADRO 2. DIFERENTES TÉCNICAS CIRÚRGICAS E AS PRINCIPAIS DEFICIÊNCIAS NUTRICIONAIS CAUSADAS

TÉCNICA	CLASSIFICAÇÃO	PRINCIPAIS DEFICIÊNCIAS
Banda gástrica ajustável Gastrectomia vertical (Sleeve gástrico)	Restritivas	Ácido fólico Tiamina (B1)
Derivação biliopancreática	Mistas (mais disabsortivas)	Ácido fólico Cálcio Ferro Proteínas Vitaminas lipossolúveis (A, D, E, K) Tiamina (B1) Vitamina B12
Bypass em Y de Roux	Mistas (mais restritivas)	Ácido fólico Cálcio Ferro Tiamina (B1) Vitamina B12 Vitamina D

No quadro a seguir estão alguns exemplos de alimentos nos quais é possível encontrar vários desses nutrientes:

QUADRO 3. FONTES DE NUTRIENTES NA ALIMENTAÇÃO DIÁRIA

NUTRIENTE	ONDE ENCONTRAR?
Vitamina A	Fígado, gema de ovo, óleos de peixes, manteiga sem sal, queijo minas frescal, cenoura, espinafre, mamão, manga.
Vitamina D	Óleo de fígado de peixe, salmão grelhado, atum enlatado em salmoura, ovo de galinha, fígado de boi.
Vitamina E	Azeite, óleo de soja, nozes, amêndoas, castanha-do-brasil, gérmen de trigo.
Vitamina K	Fígado, vegetais de folhas verdes, carnes, ovos, requeijão, kiwi, abacate, ameixa seca, figo, óleo de oliva, óleo de soja.

(cont.)

Vitamina B1	Leite e derivados, carne e vísceras (fígado e rins), vegetais de folhas verdes, ovos e ervilhas.
Vitamina B12	Bife de fígado cozido, fígado de frango cozido, truta cozida, salmão cozido, carne bovina cozida, leite desnatado, queijo cottage.
Ácido fólico	Fígado de galinha, fígado bovino frito, lentilha, feijão-branco, espinafre cozido, amendoim, suco de laranja, beterraba cozida, tofu, ovo cozido, kiwi.
Cálcio	Leites e derivados, bebida à base de soja, tofu, extrato de soja, espinafre, couve, sardinha em lata.
Cobre	Fígado, cordeiro, frutos do mar, nozes, leguminosas, cereais.
Ferro	Carne bovina, peixe, aves, beterraba, brócolis, tomate, repolho, couve-flor, goiaba, laranja.
Magnésio	Semente de abóbora, amêndoas, castanha-de-caju, amendoim, espinafre cozido, beterraba cozida, feijão-preto, iogurte semidesnatado, ameixa, frango cozido, suco de laranja.
Selênio	Contrafilé bovino, coxa de frango, fígado de frango, atum enlatado, sardinha em óleo, fígado bovino, gema de ovo, requeijão cremoso, feijão-preto, farinha de trigo.
Zinco	Patinho grelhado, carne moída cozida, picanha sem gordura grelhada, coração de frango grelhado, leite desnatado em pó, ovo de galinha cozido, farinha de soja, castanha-de-caju torrada.
Proteínas	Carne moída refogada, filé de frango, ovo de galinha cozido, iogurte natural, leite em pó, queijo minas frescal, farinha de trigo.

(Vale ressaltar que, mesmo ingerindo essas substâncias em grandes quantidades, o paciente bariátrico ainda necessita de suplementação, conforme veremos no tópico a seguir.)

Assim, em todas as refeições é preciso realizar uma seleção adequada de alimentos, com um aporte adequado de proteínas e controle de gorduras e carboidratos, bem como dissociar os líquidos – ou seja, é melhor não beber nada enquanto comemos.

Outro segredo para não passar mal durante ou após as refeições, na maioria das vezes, está na mastigação: é necessário mastigar muito bem os alimentos para facilitar sua digestão pelo estômago.

Também já mencionamos ao longo do livro que uma complicação bastante comum após a cirurgia bariátrica é a síndrome de dumping, na qual há uma passagem rápida de alimentos sólidos ou líquidos, que ainda não foram digeridos, do estômago para o intestino. Alguns sintomas decorrentes dessa síndrome são: taquicardia, náuseas, suor excessivo, palpitações, dispneia (falta de ar), tontura, desmaio, sonolência, queda da pressão arterial, cólica intestinal e diarreia intensa após a pessoa ter se alimentado. Esses sintomas podem ser precoces (de 30 a 60 minutos após a refeição) ou tardios (de 1 a 3 horas após a refeição) e podem ocorrer em graus variados de severidade, dependendo do que o paciente ingeriu. Eles geralmente ocorrem depois da ingestão de gorduras e carboidratos, principalmente alimentos com alto teor de açúcar (doces, leite condensado, mel, chocolates, sorvete, refrigerantes, etc).

Nem todo paciente submetido à bariátrica necessariamente sofrerá a síndrome de dumping, porém, evitar a ingestão desses alimentos mais suscetíveis auxilia na sua prevenção. Por não ser uma doença, mas sim uma alteração física da função de armazenamento do estômago com um desvio intestinal, essa síndrome não tem cura e pode acompanhar o paciente por toda a vida após a cirurgia. Assim, o tratamento de fato é a mudança de hábitos alimentares, evitando principalmente açúcares e gorduras, bem como o fracionamento da alimentação, fazendo pequenas refeições ao longo do dia.

Suplementação alimentar

Como vimos, a suplementação com vitaminas, minerais e proteínas tem como finalidade garantir a adequação das necessidades nutricionais, bem como auxiliar a normatização dos exames laboratoriais e, consequentemente, prevenir deficiências. Ela também é responsável por minimizar efeitos como a queda de cabelo e a perda de massa magra. Ressaltamos que esses efeitos são inevitáveis, por isso buscamos apenas controlar o grau em que ocorrem com a suplementação. (Isso será orientado no pré e no pós-operatório pelo nutricionista.)

A suplementação deve ser iniciada logo após a alta hospitalar, assim que o paciente retornar à sua residência. No primeiro mês, existem opções de vitaminas e minerais na forma líquida ou em pastilhas mastigáveis, e após os primeiros trinta dias também é possível adquirir na forma de comprimidos.

Não é recomendado encerrar essa suplementação: independentemente da técnica cirúrgica empregada, seu uso deve ser contínuo, ou seja, o paciente deverá ingerir vitaminas e minerais para sempre.

A proteína também deve ser suplementada, em geral, por um longo período. Recomendamos o uso de proteína em pó logo no primeiro dia após a alta hospitalar, a qual o paciente poderá consumir diluindo em água, no suco ou em iogurtes, e, quando for liberado pelo nutricionista, poderá liquidificar junto com frutas.

O reganho de peso

"Eu morro de medo de ser obeso novamente."

"Mas posso comer chocolate?"

"Está chegando o aniversário da minha prima e sempre tem pudim de leite, que eu amo. Eu posso comer um pouco?"

Essas são frases que escutamos com frequência no consultório, muitas vezes ainda nos primeiros meses após a cirurgia. Isso mostra o quanto o tratamento da obesidade não está resumido apenas ao procedimento cirúrgico. O estômago é operado, mas não a mente! Assim, é compreensível que exista a vontade de consumir alguns alimentos "engordativos" depois de certo tempo de privação, mas os pacientes precisam ter a disciplina necessária e a equipe multidisciplinar deve auxiliá-los na reeducação alimentar, senão o peso volta – junto de todos os problemas associados a ele.

Na maioria dos casos, a estabilização do peso pode ocorrer até dezoito meses após o procedimento. Assim, o período de reganho de peso geralmente ocorre a partir do segundo ano posterior à cirurgia, sendo que é muito difícil obter resultados positivos de estabilização do peso depois da volta aos antigos (e maus) hábitos alimentares.

Estudos como o de Maleckas *et al.* (2016) mostram que são inúmeras as causas relacionadas ao reganho de peso: sedentarismo e resistência à prática de atividade física, não aderência às recomendações dietéticas, distúrbios alimentares pré e pós-cirurgia que não foram devidamente tratados, alterações de hormônios gastrointestinais, hipoglicemia reativa (baixa taxa de glicose no organismo), complicações cirúrgicas tardias, interrupção do acompanhamento multidisciplinar, etilismo (já que bebidas alcoólicas possuem alta densidade calórica), entre outros.

É importante ter em mente que o gasto energético basal (GEB), ou seja, a energia que o organismo gasta durante o repouso só para manter as funções vitais (como batimentos cardíacos, respiração, temperatura, pressão arterial, etc.) tem uma redução significativa após seis meses de cirurgia. Isso significa que o organismo precisa de poucas calorias para manter suas funções vitais; dessa forma, o excesso de calorias consumido resulta em ganho de peso.

Apenas como exemplo, vamos supor que, para dormir, o organismo gaste uma média de 600 kcal (GEB); para realizar as obrigações do dia, como andar, falar, tomar banho, trabalhar e até digerir alimentos, ele necessita de mais 300 kcal; assim, o gasto energético total (GET) é a soma de todos esses gastos de energia realizados ao longo do dia, resultando em uma média de 900 kcal/dia. Portanto, seria preciso ingerir 900 kcal ao longo do dia para manter o peso; se, em vez disso, a pessoa consumisse 1500 kcal, certamente começaria a ganhar peso. (Lembrando que essa "simulação" é apenas um exemplo para entender como funciona o mecanismo.) Também é importante ressaltar o fundamental papel da atividade física regular como gasto de energia.

Por isso, reforçamos uma vez mais que hábitos nocivos devem ser abandonados e o paciente deve aprender a comer pouco e bem, de maneira fracionada, escolhendo alimentos nutritivos. No acompanhamento nutricional não proibimos absolutamente nada, apenas ensinamos a fazer essas escolhas da melhor forma. Todo indivíduo que busca a perda de peso em qualquer medida e todo paciente em tratamento de obesidade tem a obrigação de aprender a dizer NÃO aos alimentos não recomendados, passando a consumi-los somente de forma eventual.

MUDANÇAS NOS RELACIONAMENTOS

Uma das perguntas recorrentes dos pacientes bariátricos na clínica psicológica é: será que vou encontrar alguém depois da operação? Ou: será que vou perder meu atual companheiro ou companheira depois da cirurgia? Ou ainda: casei já obeso (ou obesa) e temo que meu relacionamento seja afetado se ficar magro(a) ou que meu(minha) companheiro(a) "perca a atração" por mim. São questões complexas que merecem ser examinadas com cautela, já que há muitas expectativas e muitos medos envolvidos na discussão.

O que podemos afirmar, como ponto de partida, é que emagrecer costuma melhorar a vida do operado em quase todas as áreas: na saúde física, na autoestima, na mobilidade e, por que não, no senso de beleza que a pessoa tem a respeito de si mesma. Ou seja, parece não fazer sentido nutrir dúvidas sobre um futuro afetivo que tem tudo para se manter ou até mesmo melhorar.

O que acontece, no entanto, é que, durante a obesidade, muitas pessoas se mantêm presas a quadros psicológicos negativos: experimentam uma autoestima permanentemente baixa, não se sentem atraentes; muitos desenvolvem dependências emocionais em relação ao companheiro e outros se isolam da vida, mantendo-se em uma espécie de "bolha" na qual se protegem de um mundo não muito amigável. É natural que, com a bariátrica, esse quadro mude, às vezes profundamente. Em outras palavras, a pessoa não muda apenas por fora, mas também por dentro, em variados graus. E quando uma pessoa muda, suas relações também costumam mudar. Isso não envolve, de maneira nenhuma, relações amorosas verdadeiras, pois a cirurgia só favorece um aumento do amor por si mesmo, nunca a diminuição do amor por alguém, sejam eles pais, filhos ou companheiros.

No entanto, não é incomum que relações que envolvam pessoas muito inseguras ou dependências afetivas acabem se modificando. Uma pessoa mais autônoma pode, em alguns casos, parecer mais ameaçadora para um companheiro inseguro. Poderão, em alguns casos, surgir situações de ciúmes ou episódios de possessividade. Ou pode ocorrer ainda que uma pessoa que não gostava de sair de casa passe a desejar uma vida mais pública, entre amigos, em lugares animados que antes não frequentava por conta da obesidade.

Em todos esses casos temos a situação de alguém que muda, que floresce emocionalmente, enquanto seu companheiro ou companheira, que não passou por uma cirurgia tão transformadora, permanece o mesmo. O desafio, nessas situações, chama-se amadurecimento. Caberá ao casal avaliar e discutir as mudanças de vida que naturalmente acompanham alguém que conquistou uma série de novas possibilidades, as quais antes estavam fora do alcance.

MUDANÇAS NA SEXUALIDADE

Assim como nos relacionamentos afetivos, também em termos de sexualidade as condições na vida pós-cirurgia podem mudar, até porque o paciente operado passa por uma mudança corporal importante. Mas aqui não estamos nos referindo à questão da libido, do desejo sexual, como uma alteração fisiológica advinda da cirurgia. Na verdade, nenhum estudo conhecido se debruçou sobre esse tema, e o mais plausível é reconhecer que cada pessoa vai reagir de uma maneira própria. Alguns vão declarar que seu desejo sexual aumentou, outros que não sentiram qualquer diferença.

Um ponto que talvez mereça atenção diz respeito à mudança do perfil corporal do paciente. É normal que algumas pessoas tenham determinadas preferências sexuais ou padrões de atração física, os quais podem ser direcionados a pessoas mais gordas. Assim, o raciocínio do companheiro ou companheira de quem passou pela cirurgia muitas vezes é: se me casei com alguém obeso porque sinto atração por pessoas mais gordas, como ficará nosso relacionamento agora que ele/ela vai emagrecer? Ou, na perspectiva daquele que vai se operar: será que meu/minha companheiro(a) vai perder o interesse por mim? Será que vai acabar me deixando ou procurando outras pessoas?

Essa situação não tem uma resposta pronta e deverá ser enfrentada pelo casal antes e após a cirurgia. De modo geral, o padrão de atratividade sexual do ser humano não costuma ser tão restritivo; mas pode, sim, ocorrer uma mudança no padrão de atração e desejo do casal em que um dos parceiros se operou. Vale a pena lembrar que nosso imaginário sexual é profundamente cultural e não genético ou orgânico. Portanto, pode mudar e evoluir, assim como nós mesmos.

Algumas condições especiais

BARIÁTRICA E DIABETES

O diabetes mellitus (DM), assim como a obesidade, é considerado hoje um problema de saúde pública, já que causa milhões de mortes ao ano. Para se ter uma ideia da gravidade, segundo os autores Wild *et al.* (2004) o diabetes tipo II já é responsável por mais de 2,5 milhões de mortes ao ano e sua prevalência na população mundial está aumentando: existe uma projeção de que ele pode atingir mais de 360 milhões de pessoas até 2030. O elevado número de novos casos está atrelado, principalmente, ao aumento das taxas de obesidade e ao envelhecimento da população.

O diabetes tipo I costuma aparecer entre a infância e a adolescência, constituindo uma deficiência de insulina que ocorre em virtude da reação autoimune contra células pancreáticas. (Em adultos também pode ocorrer em caso de estresse orgânico importante, mas não é comum.) A principal característica desse tipo é a necessidade diária de insulina.

Os portadores de diabetes tipo II, por outro lado, apresentam resistência à ação da insulina associada à incapacidade de manter a glicemia normal, por isso esse tipo está fortemente associado ao estilo de vida e ao envelhecimento. Nesse caso, utilizam-se medicações orais para controle da glicemia. Há ainda um tipo misto, que necessita tanto da insulina quanto de medicação oral para o controle da glicemia.

A prevalência do diabetes tipo II (DM2) na população obesa é estatisticamente elevada: cerca de 90% dos diabéticos tipo II são obesos.[4] A literatura mostra também que mais da metade dos casos de DM2 em homens e mulheres poderiam ser evitados se o IMC desses indivíduos fosse inferior a 25 kg/m². No estudo de Flor *et al.* (2015), por exemplo, os resultados apontam uma importante parcela da carga de DM2 sendo atribuída a níveis

[4] Cf. Zeve *et al.* (2013).

moderadamente elevados de IMC. Dessa forma, é importante reforçar que, quanto maior for o nosso peso, maior é a chance de desenvolver DM2.

Essas estimativas são consideráveis e servem como alerta, pois a condição clínico-metabólica, ou seja, a predisposição para o desenvolvimento de doenças cardiovasculares como hipertensão arterial e DM2, além de outras comorbidades, faz com que indivíduos obesos tenham a expectativa de vida reduzida significativamente. O risco de morte também é bastante elevado.

Existem grandes pontos de semelhanças entre a obesidade e o DM2 no que diz respeito ao tratamento clínico: ambas necessitam de dieta rigorosa, mudanças comportamentais, atividades físicas e uso de medicações. No entanto, em muitos casos o tratamento da obesidade a partir da mudança do estilo de vida e mesmo do uso de medicamentos pode apresentar resultados relativamente ineficazes. Na obesidade mórbida, esses resultados podem ser desapontadores: é comum que pacientes que iniciam o tratamento dietoterápico consigam perder 10 kg nos primeiros meses, por exemplo, mas depois abandonem o tratamento por terem dificuldade de seguir as orientações ou pelo fato de que a perda de peso pode acontecer lentamente.

Assim, a busca pela cirurgia bariátrica como tratamento da obesidade e do DM2 tem aumentado, já que a remissão do diabetes é dependente da perda de peso. Os fatores que influenciam na diminuição dos níveis de glicemia após a cirurgia bariátrica são:

- a limitação da ingestão dietética total;
- a diminuição de carboidratos na dieta;
- a exclusão de áreas absortivas e secretórias;
- a diminuição do trânsito gastrintestinal, do estômago até o intestino delgado;
- a chegada de alimento sem digestão prévia ao jejuno;
- a idade e o tempo de diabetes do paciente (menor reserva de células beta).

É comum ver diabéticos obesos chegarem ao consultório médico empolgados porque escutaram por aí que a cirurgia "cura" o diabetes. Na verdade, em termos de resultados, o tratamento cirúrgico supera outras modalidades terapêuticas em casos de obesidade mórbida; mas não se deve apostar na "cura" do diabetes pela cirurgia, pois ela não cura, apenas ajuda no controle da doença. Tanto a obesidade quanto o diabetes, mesmo quando tratados por cirurgia, podem retornar caso o paciente aumente novamente de peso.

Também é interessante destacar que obesos mórbidos não diabéticos apresentam alto risco de desenvolver a doença, e nesses casos a cirurgia não apenas trata, mas também previne o surgimento do DM2. A cirurgia bariátrica, em especial a técnica de bypass gástrico em Y de Roux, é capaz de corrigir a hiperglicemia e normatizar a insulina dias após ser realizada, além de prevenir a progressão de DM2 em quase 100% dos casos após a perda de 10 a 20% do peso. Em pacientes com obesidade grau I, a perda de 5 a 10% de peso já pode ser suficiente para melhorar os níveis de glicose ou promover a remissão do diabetes. Nos casos de obesidade grau III e superobesidade, essa redução é considerada discreta, e a perda de peso precisa ser maior que 10% para conseguir tratar o diabetes.

Além da quantidade de perda de peso, o tempo pelo qual se consegue perder peso também é importante para tratar o diabetes. Isso é confirmado em estudos como o de Mingrone *et al.* (2012), no qual foi observada a remissão do diabetes em função da perda de peso em 75% do grupo submetido ao bypass. (Geralmente o paciente submetido ao bypass consegue perder peso até dois anos após a cirurgia, por isso essa técnica cirúrgica costuma ser a mais indicada pelos médicos para casos com DM2.)

Os pacientes dependentes única e exclusivamente de insulina não apresentam a chamada reserva do pâncreas,[5] assim, a cirurgia apenas ajuda a estabilizar os níveis de glicemia, porém eles ainda precisam manter o uso de insulina. No caso dos pacientes com diabetes tipo II, que utilizam

---

[5] Indica o quanto o pâncreas ainda consegue funcionar mantendo as suas funções normais em uma situação de estresse.

medicações por boca e cujo pâncreas produz a chamada reserva pancreática, os benefícios do procedimento cirúrgico são maiores: grande parte dos pacientes consegue se livrar da utilização de hipoglicemiantes orais ou de insulina logo no início – alguns recebem alta hospitalar até mesmo sem o uso da insulina. No entanto, tudo isso deve ser avaliado junto ao médico. Os resultados da cirurgia dependem do tempo de utilização de medicação.

Mesmo com a possibilidade de a medicação ser suspensa logo no início, é recomendado que todos os diabéticos façam a monitorização dos níveis de glicemia após a bariátrica, a fim de promover o ajuste das doses de hipoglicemiantes e de insulina, bem como para reduzir risco de hipoglicemia nos primeiros dias depois de operados.

Para atingir os melhores resultados, os pacientes precisam apresentar indicações bem definidas e seguir "regras" para o tratamento do diabetes. Alguns questionamentos ainda permanecem, como qual o melhor tipo de cirurgia, ou se o procedimento será seguro para o paciente; por isso, é necessário avaliar cada caso, pesando o custo-benefício e o risco-benefício. Algumas questões precisam ser bem analisadas, como a "durabilidade" dos efeitos da cirurgia, se o método é seguro a longo prazo, a qualidade de vida e os efeitos da cirurgia em outros órgãos.

BARIÁTRICA E ADOLESCÊNCIA

A discussão sobre a cirurgia bariátrica em pacientes adolescentes acontece há vários anos, pois sabemos que, para fazer perder peso, a gastroplastia recai sobre a restrição volumétrica do estômago e a diminuição da absorção, o que pode acarretar um quadro de desnutrição. Imagine privar um adolescente, que se encontra em pleno processo de "formação" óssea e fisiológica, a comer quantidades restritas...

Da mesma forma, algumas cirurgias podem proporcionar problemas como a síndrome de dumping e até mesmo impedi-los de comer doces e outras comidas e bebidas calóricas. As derivações intestinais também podem levar esses pacientes a ter déficits vitamínicos, principalmente se não forem compromissados com o tratamento, que deve sempre ser acompanhado pela equipe multiprofissional.

Riscos como esses levam muitas pessoas a recriminar a bariátrica em adolescentes, considerando o procedimento perigoso e muito invasivo. Porém, afirmamos que a cirurgia é, sim, uma possibilidade terapêutica de sucesso para esses pacientes – desde que atendam aos critérios específicos e sejam bem orientados – e que ela pode significar um aumento da chance de viver com qualidade de vida.

Por muitos anos, a Sociedade Norte-americana de Cirurgia Pediátrica definiu regras de boas práticas para a indicação de cirurgia em adolescentes. Com o passar do tempo, e com um entendimento maior acerca da fisiologia desses pacientes, os critérios para a indicação de procedimentos, mesmos os considerados mais agressivos, em muitos casos passaram a ser os mesmos para ambos (adolescentes e adultos).

Nas últimas décadas, houve um aumento significativo da prevalência de obesidade em crianças e adolescentes no mundo todo, fato que chama a atenção pelo risco elevado de essas crianças e adolescentes apresentarem complicações parecidas com as dos adultos e mesmo de se tornarem adultos obesos. Em razão desse aumento, no Brasil o Ministério da Saúde, por meio da Portaria nº 424, de 19 de março de 2013, reduziu a idade mínima para a realização da cirurgia de 18 para 16 anos de idade pelo Sistema Único de Saúde (SUS).

Como lembram Wright *et al.* (2001) e Duarte e Silva (2011), além de a obesidade acarretar diversas comorbidades – como o diabetes, a hipertensão arterial, a hipertrigliceridemia, a esteatose hepática (fígado gorduroso), a intolerância à glicose e a síndrome da apneia obstrutiva do sono (distúrbio que acomete mais de 50% dos adolescentes obesos graves) –, não é incomum que esses adolescentes sejam vítimas de *bullying* e de preconceito, o que aumenta o risco de depressão e pode levar à piora da qualidade de vida.

O principal motivo do aumento da obesidade entre a população não é segredo: a maior oferta de alimentos industrializados e algumas facilidades da vida moderna propiciam um ambiente favorável para a superalimentação e para o sedentarismo. O tratamento primário da obesidade é sempre baseado na mudança do estilo de vida, em todas as faixas etárias. Assim, o paciente é incentivado a praticar exercícios físicos regulares, sempre que possível com auxílio do profissional de educação física; e a abordagem nutricional é bastante detalhada, seguindo recomendações específicas de calorias e nutrientes. (Dietas muito restritas são indicadas apenas quando a fase de crescimento termina e particularidades como preferências e aversões alimentares devem ser consideradas.) Ocorre que, mesmo o paciente sendo bem assistido, com todo o cuidado e incentivo, o tratamento clínico primário muitas vezes apresenta resposta insatisfatória.

Os resultados da gastroplastia em adolescentes são promissores, e existem publicações nacionais e internacionais mostrando que a cirurgia não interfere no crescimento dos pacientes. Os estudos afirmam, ainda, que ela favorece o controle das doenças associadas, bem como a reinclusão social após o emagrecimento e até uma melhora cognitiva. Outros dados fortalecem a opinião de que a cirurgia não realizada ou retardada, após ser indicada, abre portas para consequências graves e até irreparáveis.

E em que casos ela é, então, indicada? Da mesma forma que ocorre com os adultos, os critérios de indicação da bariátrica para adolescentes levam em conta o IMC e a presença de uma comorbidade de difícil controle clínico. Porém, é importante destacar que, segundo estudos como o de Inge (2004), para aumentar as chances de sucesso da cirurgia os candidatos adolescentes precisam ter atingido a maturidade puberal e/ou um correto desenvolvimento físico, o qual é avaliado, por exemplo, pela idade óssea. (A maturação fisiológica da mulher ocorre por volta dos 13 anos de idade, e a do homem, por volta dos 15 anos.)

Além disso, é extremamente importante que os pacientes apresentem saúde e maturidade psicológica, estando aptos para tomar decisões e apresentando bom entendimento do processo cirúrgico, bem como de suas consequências e das mudanças de comportamento e hábitos de vida que ele exige. Nessa fase o apoio e a participação familiar também serão fundamentais para o sucesso da cirurgia do adolescente.

Autores como Caravatto, Petry e Cohen (2014) afirmam que as principais opções de cirurgia bariátrica para adolescentes são a gastrectomia vertical (GV) e o bypass gástrico em Y de Roux (BGYR). Ambas possuem resultados satisfatórios nos primeiros dois anos, mas a GV ainda não apresenta resultados a longo prazo, isto é, necessita-se de um período maior de tempo para realizar a análise de quantos pacientes perderam e mantiveram o peso.

Cada caso deve ser muito bem discutido e esmiuçado com o paciente e com seus familiares e responsáveis, informando-os quanto aos pontos fortes e fracos do procedimento e de cada técnica cirúrgica. A evolução dos pacientes quanto à perda de peso é idêntica à do adulto quando comparamos a técnica utilizada com os resultados – ou seja, o adolescente bariátrico perde peso de maneira proporcional ao adulto operado.

Com relação à alimentação, é importante lembrar que toda dieta restritiva pode causar prejuízos nutricionais; por isso, o acompanhamento nutricional em adolescentes bariátricos é cauteloso. As deficiências mais observadas após a cirurgia são de cálcio, ferro, tiamina, vitamina B12 e ácido fólico. Em alguns casos, é importante investigar também os níveis de zinco, já que ele é um mineral essencial para o crescimento físico, para o sistema imunológico e para a maturação sexual. Como recomenda Inge (2004), o ideal é realizar suplementação com polivitamínicos, vitamina B12 via oral e cálcio.

Um grande desafio da equipe que acompanha o adolescente bariátrico é a adesão do paciente ao tratamento quanto à dieta e às suplementações: conseguir uma adesão satisfatória já é difícil com adultos, e com adolescentes a dificuldade pode ser maior ainda, por serem jovens e estarem pensando em várias outras coisas ao mesmo tempo. Assim, independentemente da idade, a dedicação do paciente e o acompanhamento estreito com a equipe multidisciplinar são itens obrigatórios para obter os melhores resultados da cirurgia. A integração da equipe com o adolescente e também com sua família é fator determinante para o sucesso do tratamento.

BARIÁTRICA E GRAVIDEZ

Diversos estudos já comprovaram que mulheres obesas apresentam maior risco de desenvolver intercorrências durante a gestação. A pesquisa de Paiva *et al.* (2012), por exemplo, apontou como problemas comuns o diabetes gestacional, as síndromes hipertensivas da gestação, a macrossomia (recém-nascidos grandes para a idade gestacional), o sofrimento fetal, o trabalho de parto prolongado, o maior número de partos cesareanos, a restrição de crescimento intrauterino e a prematuridade do bebê, bem como traumas, asfixia e até morte perinatal. A obesidade também aumenta o risco de morte materna: a maioria dos casos de morte ocorre em grávidas com IMC acima de 40 kg/m^2. E com relação ao tipo de parto (vaginal ou cesárea), a mesma pesquisa mostrou que mulheres obesas têm maior risco de desenvolver endometrites (inflamação uterina), laceração da episotomia (corte maior na região do períneo para facilitar a saída do bebê) e infecção da cicatriz cirúrgica. Grávidas com IMC acima de 30 kg/m^2 também apresentam maior risco de sofrer hemorragia pós-parto.

Além disso, muitas mulheres obesas têm dificuldade para realizar o desejo de engravidar justamente pelo excesso de gordura corporal, que pode influenciar de forma negativa sua capacidade reprodutiva, já que causa um ciclo menstrual irregular como reflexo do controle desregulado do organismo sobre a ovulação. (Mesmo obesas que apresentam o ciclo regular muitas vezes demoram mais para conseguir engravidar.)

Diante de tantos riscos e efeitos adversos, fica claro o quanto a obesidade pode ser perigosa e prejudicar tanto a vida das mulheres que desejam ser mães como a de seus bebês. A situação é delicada, porque sabemos que perder peso nem sempre é fácil ou acontece rapidamente, mas, para muitas pessoas, ela pode ser a solução. Perder peso, nesses casos, significa aumentar as chances de engravidar, pois não só melhora a fertilidade, com ciclos hormonais normalizados, mas também favorece o desaparecimento de cistos ovarianos.[6]

---

[6] Cf. Skubleny *et al.* (2016).

Com o aumento da fertilidade após a cirurgia bariátrica, as pacientes tendem a engravidar mais facilmente, além de terem uma melhora no quadro clínico de forma geral; no entanto, recomenda-se que utilizem algum método contraceptivo e que tomem muito cuidado no primeiro ano após a cirurgia, pois a gravidez pode ser prejudicial à mãe e ao feto se ocorrer muito próxima à cirurgia.

Em geral, após dezoito meses do procedimento ocorre uma estabilização no organismo da mulher e, com isso, a probabilidade de desenvolver complicações é muito menor. Por isso, a mulher operada é orientada a aguardar pelo menos por esse período antes de engravidar. Dezoito meses é, portanto, o intervalo considerado seguro entre a cirurgia bariátrica e a concepção, e TODAS as mulheres precisam obedecê-lo – caso contrário, segundo estudos como o de Ilias (2008), existe a probabilidade de enfrentarem uma série de efeitos adversos, como parto prematuro, osteomalacia materna,[7] baixo peso do bebê ao nascer, ou ainda deficiência do desenvolvimento mental e defeitos do tubo neural do bebê.

Mesmo tendo sido bem orientadas e informadas, sempre temos casos de pacientes que ficam grávidas antes de completar o primeiro ano de cirurgia. Se isso ocorrer, o obstetra precisa ser informado imediatamente, pois a gestação pós-bariátrica é considerada de alto risco em virtude das mudanças anatômicas e funcionais decorrentes da cirurgia. Além disso, vale lembrar que a gestante, assim como os demais pacientes submetidos à bariátrica, deve ser acompanhada de perto pela equipe multidisciplinar, principalmente pelo cirurgião que a operou e pelo nutricionista.

Em nossa experiência, tivemos um caso de gestação com oito meses de cirurgia bariátrica. A paciente já sabia que sua gestação seria de alto risco e por isso compareceu regularmente às consultas. Seu parto cesariano foi realizado com 37 semanas de gestação. Geralmente os obstetras nem cogitam a possibilidade de parto normal, avisando logo na primeira consulta pré-natal

---

[7] Amolecimento dos ossos em razão da falta de vitamina D e falta de depósito de cálcio nos ossos.

que o parto será cesáreo. Nesses casos, os bebês frequentemente nascem antes do nono mês de gestação, mas, mesmo assim, é possível que tenham desenvolvimento adequado.

A consulta pré-natal com o obstetra e com o nutricionista deve ser mensal e, nas últimas semanas de gestação, deve acontecer a cada quinze dias. Além disso, recomenda-se que os exames laboratoriais sejam repetidos a cada trimestre para verificar se há alguma deficiência nutricional.

Essas deficiências têm impacto direto no corpo da mulher e podem prejudicar o desenvolvimento do feto. Segundo Trindade *et al.* (2017), é muito comum ocorrer a falta de proteínas, vitaminas e minerais, como ácido fólico, tiamina (vitamina B1), vitamina B12, ferro, cálcio e vitamina D. Em nossa experiência clínica, as principais deficiências detectadas são de vitamina B12 e ferro. A anemia é a complicação materna mais frequente, como confirma o estudo de Nomura *et al.* (2010), no qual ela ocorreu em 86,7% das gestantes.

Na verdade, o ideal é que as deficiências nutricionais sejam investigadas e tratadas antes da gravidez, por isso é importante que a paciente sempre se consulte com o nutricionista. O acompanhamento deve ser regular, já que a suplementação de vitaminas e minerais após a cirurgia deve ser diária.

A suplementação de ferro pode ser feita com fumarato de ferro, que é mais tolerável do que o sulfato ferroso, e a vitamina B12 pode ser reposta, conforme a prescrição médica, por via oral, sublingual ou intramuscular, dependendo do caso. Proteínas também devem ser suplementadas, principalmente porque após a 28ª semana de gestação ocorre um maior desenvolvimento fetal, o que, consequentemente, exige que a mãe aumente a ingestão proteica. Assim, geralmente é recomendado o uso de proteína do soro do leite na forma em pó, diluída em água, que pode ser misturada em iogurtes ou liquidificada com frutas.

Além de prescrever a adequada suplementação, o nutricionista vai acompanhar rigorosamente as alterações do peso da paciente durante a gravidez e após o parto. A restrição alimentar induzida pela cirurgia, seja pela redução da quantidade, seja por uma intolerância a algum alimento, compromete não só os níveis adequados de vitaminas e minerais no sangue, mas também o ganho de peso gestacional. Observa-se que gestantes pós-bariátricas ganham metade do peso esperado se comparado a gestantes que iniciam a gestação com o peso normal, o que talvez seja o motivo para que os recém-nascidos nasçam pequenos.

Em vista disso, por mais restrita que seja a alimentação, o mais importante sempre será a qualidade nutricional, ou seja, o valor nutritivo é o que fará a diferença e que determinará o bom estado geral da mãe e o adequado desenvolvimento do bebê. Portanto, a conversa com o nutricionista em consultório será fundamental para que a gestação ocorra de forma saudável, ofertando alimentos de forma estratégica e individualizada.

Conclui-se, assim, que a gestação pós-bariátrica é considerada segura, desde que bem acompanhada. A literatura deixa claro que a perda de peso e a melhora do ponto de vista metabólico (glicose, colesterol, triglicérides, etc.) diminuem naturalmente os riscos da gestação. De fato, é uma cirurgia que melhora as condições clínicas da mulher que deseja ser mãe.

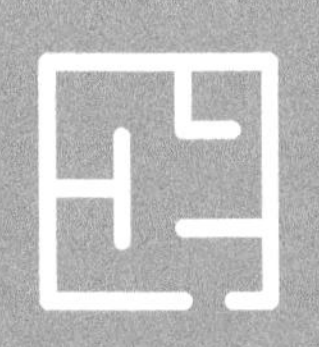

Possíveis **transtornos**

A experiência de comer, para a grande maioria das pessoas (não só as obesas), costuma compartilhar dos mesmos mecanismos de prazer e satisfação que a ingestão de álcool, o uso de drogas, o ato sexual e outros comportamentos normalmente associados à sensação de bem-estar, à alegria de viver. Ou seja, comer é muito mais do que o ato de se alimentar; é algo que provoca reações neurológicas, as quais atuam diretamente nos centros cerebrais ligados à compensação.

Em situações normais, o organismo dispõe de mecanismos que limitam essas reações cerebrais por meio da sensação de saciedade. No entanto, quando surgem os quadros de abuso é porque esse dispositivo foi ultrapassado; assim, ao experimentar o prazer associado a atividades como as que mencionamos, o psiquismo não entra em equilíbrio e passa a querer sempre mais, fazendo com que a saciedade seja burlada. Surge aí aquilo que chamamos, no dia a dia, de episódio ou comportamento compulsivo, quando a pessoa perde o controle na busca por esses momentos de prazer. Quando se tornam frequentes e incontroláveis, tais comportamentos passam a ser considerados transtornos.

Vale a pena comentar, neste ponto, que a ideia de prazer não está exclusivamente associada à busca por uma experiência positiva. Deixar de sentir dor também pode ser considerada uma forma de prazer, um prazer anestésico, que é equivalente, por exemplo, à sensação de alívio de alguém que recebeu uma anestesia para uma dor de dente aguda. Freud constatou, em sua obra final *O mal-estar na cultura* (lançada inicialmente na década de 1930), que na sociedade moderna a forma dominante da busca de prazer está mais ligada a evitar ou amortecer a dor do que à experiência de um prazer positivo. Não sofrer se tornou uma espécie de sinônimo de felicidade possível. Não seria por outra razão que a cultura da intoxicação e da analgesia – por álcool, por drogas, por compras ou pela internet, por exemplo – tornou-se tão presente no mundo contemporâneo.

Nesse caso, a comida poderia ser considerada uma espécie de anestésico? Respeitando as particularidades de cada caso, a resposta muitas vezes é sim. E um anestésico dos mais fortes. Nas consultas de avaliação, são incontáveis as narrativas de um comer descontrolado associado a episódios de tristeza ou frustração. Uma caixa de chocolates acaba sendo utilizada como uma dose de calmante ou de antidepressivo...

Claro que não se pode confundir um abuso eventual com um transtorno psicológico. Quase todos nós estamos sujeitos a exagerar, vez ou outra, na comida ou na bebida. Ou então nos exercícios da academia, nas compras no *shopping*... O problema surge quando os abusos se tornam frequentes e vão aumentando de intensidade.

Mas por que isso acontece? A resposta é complexa e exigiria abordagens científicas que não fazem parte do objetivo desta obra, mas podemos iluminar dois pontos presentes na passagem do abuso eventual para o transtorno compulsivo. Retornando ao exemplo da dor de dente, a anestesia produz uma sensação de alívio tão grande que pode ser classificada como uma experiência de prazer (prazer-alívio), mas ela só é utilizada para que o dentista possa tratar e remover a origem da dor. Ninguém volta ao dentista, sem dor alguma, para pedir uma dose de anestesia, apenas para repetir a experiência. Mas, se o dente não tiver sido tratado e a dor reaparecer tão logo cesse o efeito analgésico, nesse caso uma nova dose será altamente desejada. Ou seja, se o problema de origem não for resolvido, a busca por alívio será constante.

Outro ponto está relacionado aos mecanismos de defesa do próprio cérebro. Quando, em um episódio de abuso, o cérebro recebe uma dose muito grande de neurotransmissores (são eles que acionam os centros de compensação, produzindo as sensações de prazer), ele "reduz" sua exposição, diminuindo o número de receptores que recebem esses estímulos químicos. Assim, ele procura se defender de um estado de superatividade que poderia danificar suas células constituintes, os neurônios. Com a repetição do comportamento abusivo, aos poucos vai se criando o que conhecemos popularmente pelo nome de "tolerância", o que significa que, para produzir o mesmo efeito de prazer ou euforia, será sempre necessário aumentar a dose, num processo progressivo que pode levar à dependência, quando já não se atinge a satisfação plena e o abuso perde seus limites.

Se associarmos essas duas condições – isto é, de problemas que permanecem não resolvidos com mecanismos de compensação que exigem doses progressivamente maiores de estímulos para provocar o efeito desejado – temos então a base de comportamentos compulsivos que se tornam crônicos: os transtornos mentais. Nesse cenário, não é difícil imaginar que a obesidade pode receber reforços importantes caso o comer tenha assumido o papel de aliviar dores e frustrações; que a comida seja utilizada como uma espécie de droga ou anestesia, a "melhor companhia" para os momentos tristes, solitários ou estressantes.

Os transtornos mentais e alimentares ligados à compulsividade não são os únicos, mas costumam ser os mais frequentes entre a população obesa. Você pode imaginar que esta seja a causa da obesidade, mas não é. É claro que há uma multidão de obesos que não apresentam comportamentos compulsivos e que engordam em razão de predisposições genéticas ou metabólicas, as quais não guardam nenhuma relação com os mecanismos de compensação do nosso cérebro. Mas, infelizmente, a maioria dos obesos mórbidos apresenta algum tipo de comportamento compulsivo que os leva a não controlar a ingestão de alimentos.

A aplicação de questionários e exames específicos na avaliação pré-operatória (atualmente mais comum, porém nem sempre realizada) ajuda nos possíveis diagnósticos desses transtornos prévios à cirurgia e no seguimento pós-operatório.

Transtornos alimentares

TRANSTORNO COMPULSIVO ALIMENTAR PERIÓDICO (TCAP)

O nome é longo, um pouco assustador, mas bastante claro. O TCAP indica uma das formas mais recorrentes do comer compulsivo, quando o obeso tem episódios frequentes nos quais ingere uma grande quantidade de alimentos em um curto espaço de tempo. Não se trata apenas de comer bastante, mas de comer muito além do próprio padrão de satisfação, quando o corpo já não aguenta mais, mas ainda assim o indivíduo continua comendo. Não é difícil fazer uma associação desses episódios com quadros de alta ansiedade e estresse, em que a comida assume o papel de anestésico, um recurso imediato para o alívio de um quadro emocional em desequilíbrio.

No entanto, o resultado é quase sempre oposto ao pretendido. Normalmente o que sobrevém a esses picos de exagero são profundos sentimentos de culpa e solidão. Se considerarmos que a pessoa já não se sentia bem antes do episódio, que já experimentava um estado de angústia que exigia alguma forma de alívio, esse quadro emocional é agravado quando a pessoa finalmente para de comer, quando ela de fato já não aguenta mais.

Entre a população de obesos, um grande número de pacientes registra um episódio por semana, mas entre os obesos mórbidos candidatos à cirurgia bariátrica essa frequência pode subir para duas ou três vezes por semana. Trata-se de um transtorno bastante grave, pois se constitui em um reforço contínuo para vários problemas importantes, como a própria obesidade (pois a prática vai "aumentando" o padrão de ingestão, já que o corpo é sempre levado a ultrapassar seus limites atuais), o rebaixamento da autoestima, (pois o sentimento de frustração e tristeza se repete a cada episódio), além da vergonha que invade a pessoa, que sempre se isola para essas sessões de abuso.

Esse transtorno, via de regra, tem início na adolescência, quando os recursos pessoais para se lidar com as frustrações são menores e a rejeição social tem um efeito muito mais sério, o que fica claro quando nos lembramos da "epidemia" de *bullying* que atinge as escolas de muitos países.

Surgindo nessas situações de grande desespero e isolamento afetivo, com o tempo a prática vai ganhando os contornos de um padrão, tornando-se um recurso "regular" para lidar com situações adversas. É como se ensinássemos ao corpo e ao psiquismo que essa é a única resposta disponível para se enfrentar tais situações, de forma que vão automatizando tal resposta. Assim, mesmo quando o obeso não quer repetir o episódio, quando já está ciente de que o resultado final será apenas piorar sua situação emocional, ele já não consegue evitar.

Vários estudos e levantamentos revelam que os portadores desse transtorno compulsivo, além de apresentarem sintomas associados de depressão e ansiedade, obtêm menores perdas de peso após a cirurgia. Ou seja, estamos falando de um transtorno com alto potencial de interferir negativamente no resultado do tratamento, já que os gatilhos compulsivos acabam encontrando formas de burlar as limitações corporais impostas pela cirurgia. O que ocorre com muita frequência é que o candidato à bariátrica costuma menosprezar o problema, pois acha que será resolvido depois de sair do centro cirúrgico, e chega mesmo a ocultar da equipe multidisciplinar esse padrão compulsivo pelo medo de ver sua operação recusada.

É preciso atenção neste ponto. Os levantamentos estatísticos sugerem que a cirurgia não é capaz, isoladamente, de remover o problema; pelo contrário, a presença do TCAP costuma resultar em um rebaixamento nos resultados de perda de peso considerados normais no pós-cirúrgico, sem mencionar as maiores possibilidades de reganho após certo tempo. Assim, é fortemente recomendável que o candidato procure enfrentar essa questão como parte integrante do seu tratamento, buscando o auxílio profissional adequado, tanto no plano psicológico quanto no nutricional.

Não custa lembrar que, independentemente de outros fatores que possam estar presentes, o TCAP deve ser considerado um padrão comportamental adquirido, uma espécie de hábito fortemente enraizado, e, portanto, exposto a certos "gatilhos". Entende-se por gatilho a situação que "dispara" o comportamento, os eventos que geram frustração ou tristeza e que desencadeiam, de forma automática, os episódios de abuso. Assim, além de mapear quais são essas situações para evitar que tais gatilhos sejam disparados (ou ao menos para reduzir esses eventos), caberá ao candidato desenvolver novas respostas emocionais para o enfrentamento de situações negativas.

No princípio de tudo é preciso reconhecer o problema, o que parece fácil, mas não é, em virtude de um mecanismo conhecido por negação. É comum que o portador desse transtorno não o considere um padrão e encontre justificativas em fatos externos, em situações isoladas. Ou seja, ele costuma repetir para si mesmo que pode controlar a ocorrência desses episódios, que não se trata de um problema importante ou de uma doença. Além disso, considera que a cirurgia vai resolver tudo automaticamente. Mas já vimos que não é assim que funciona.

SÍNDROME DO COMER NOTURNO (SCN)

Quem ainda não experimentou, tarde da noite, uma fome inesperada, a vontade de fazer um lanchinho ou de comer um doce e, satisfeita essa vontade inocente, vai para a cama mais tranquilo e feliz? Para um obeso, que tem um padrão de ingestão mais elevado, imagina-se que essa situação seja mais frequente e que uma refeição leve, antes do sono, tenha um efeito positivo e tranquilizador. Mas a síndrome do comer noturno é bem diferente e não tem a ver com uma vontade inocente de fazer uma "boquinha" antes de deitar.

O portador da SCN concentra sua ingestão diária de alimentos à noite, entre o jantar e o momento de dormir, ou quando acorda à noite para comer. Muitos podem imaginar que, numa situação de obesidade, a hora em que se come não afeta o resultado geral, que o que importa é a quantidade e não o momento em que se come. Mas a questão é outra: não estamos falando de refeições regulares, ainda que se coma muito nelas, e sim de episódios compulsivos de abuso, que podem ocorrer duas ou mais vezes por semana, nas quais o obeso ingere uma grande quantidade de alimentos no período que antecede o sono, quase sempre com a noção de que isso vai facilitar o descanso. Ocorre também o despertar no meio da noite em que ele tem a sensação de que somente comendo o sono vai voltar.

O portador da SCN geralmente não sente fome pela manhã, de forma que o café da manhã é evitado. O padrão de fome é regular durante o dia, mas à noite o desejo de comer se torna intenso e descontrolado. É importante observar que, sempre que estamos diante de um comportamento alimentar compulsivo, não estamos falando de fome, mas de um desejo de comer que nada tem a ver com a demanda orgânica por alimento. Estamos falando de uma demanda psíquica, da busca por algo que atue sobre o humor, afastando o estado depressivo ou de desânimo.

Assim como ocorre no TCAP, o comer noturno torna-se um comportamento automatizado e uma grande fonte de sofrimento emocional. É preciso lembrar que em qualquer episódio compulsivo o indivíduo perde o controle e muitas vezes se vê constrangido a fazer algo que conscientemente ele gostaria de evitar. Em geral, o estado emocional que deflagra o episódio do comer noturno é de um humor deprimido, uma angústia sem objeto, uma sensação de "vazio", sempre associada a uma insônia insistente.

A SCN é bastante frequente em obesos mórbidos, e a taxa de ocorrência aumenta significativamente entre os candidatos à cirurgia bariátrica. Porém, ela não deve ser confundida com o transtorno alimentar relacionado ao sono (TARS), no qual o indivíduo levanta à noite para comer, mas não está totalmente desperto e geralmente não se recorda do episódio. Na SCN, seja após o jantar, seja no meio da noite, sempre se tem consciência do que está ocorrendo. Em muitos casos, o portador acredita que simplesmente não vai conseguir dormir se não comer bastante antes, mas a sensação resultante sempre é de frustração e de vergonha.

Não é difícil concluir que esses episódios regulares da SCN também interferem nos resultados da cirurgia bariátrica, reduzindo os índices regulares de perda de peso e favorecendo o reganho após algum tempo. Tanto na SCN quanto em outros quadros de distúrbios alimentares, os riscos para o sucesso da cirurgia são muito elevados a médio e longo prazo. Uma compulsividade, quando não é tratada e resolvida terapeuticamente, se "resolve" sozinha; isto é, a pré-disposição compulsiva, cuja marca registrada é a falta de controle, sempre vai buscar um caminho alternativo, uma via de compensação. E se não está baseada apenas em hábitos – o que a reeducação alimentar normalmente resolve –, tendo raízes emocionais mais profundas, então o portador terá que trabalhar esses conteúdos. A pessoa, afinal, encontra-se na condição de prisioneira de um comportamento que lhe traz sofrimento psicológico e prejuízos orgânicos significativos.

A abordagem terapêutica para a SCN é basicamente a mesma empregada em outros transtornos compulsivos: como se trata de uma disfunção disparada por um estado emocional recorrente, será necessário que o paciente se submeta a um programa de reeducação alimentar, para quebrar a cadeia do automatismo, e que também procure recursos terapêuticos para desenvolver novas respostas emocionais para suas crises de angústia ou depressão.

Vale a pena reforçar que a presença da SCN não é um impeditivo para a realização do procedimento bariátrico, mas um obstáculo para seu êxito. O paciente sai da cirurgia carregando um conflito entre seu "novo" corpo e a sua "velha" mente, o que pode ser profundamente desgastante e pode acabar "boicotando" o tratamento.

TRANSTORNO DO BELISCADOR

Se alguém se aventurar na internet buscando uma síndrome ou transtorno ligado a beliscar, provavelmente não vai chegar a algum lugar. Não existe uma classificação médica para o comportamento compulsivo de "beliscar" a comida, isto é, de comer pequenas quantidades de alimentos por longos períodos. Esse comportamento muitas vezes é tratado como um transtorno alimentar genérico. Além disso, beliscar não é um termo negativo; parece fazer parte da vida de todo mundo e sugere um padrão moderado de comer, um comer sem pressa... Mas lembre-se de que estamos percorrendo um território em que as aparências enganam, pois muitas vezes existe a perda do controle. Esse padrão de comer compulsivo, conhecido na língua inglesa pelas expressões *grazing* (que vem de pastar, ruminar – ou seja, remete a estar sempre mastigando) e *snacking* (lanchar), aparece como uma das causas mais frequentes de reganho de peso após a cirurgia, muitas vezes ocorrendo apenas seis meses após a intervenção.

O beliscador é aquele que come pequenas porções, mas faz isso o tempo todo. Não existe aqui a "violência" dos episódios compulsivos em que os abusos de ingestão são concentrados e que poderíamos comparar com verdadeiros "porres" de comida. No comportamento beliscador, o obeso entra num processo permanente de ingestão – mas não se trata de um comer distraído, em que o indivíduo come por desatenção e, assim como nos demais distúrbios compulsivos, ocorre a perda de controle. O problema está justamente no fato de que é um comportamento de aparência inofensiva, não restritivo (não há episódios de saturação); que não é motivo de vergonha (trata-se de um comer quase disfarçado), mas que, na prática, também se traduz na ingestão de uma grande quantidade de alimentos.

Esse padrão compulsivo tem chamado a atenção de médicos e terapeutas por apresentar maior probabilidade de reincidência após a cirurgia. Afinal, a ingestão de pequenas porções, mas de forma ininterrupta, parece uma estratégia natural para burlar as limitações volumétricas do novo estômago.

Além disso, o padrão do beliscador não envolve picos emocionais negativos, nem as crises de humor que atuam como gatilhos nos outros transtornos. Trata-se de um comportamento automatizado, um comer quase mecânico, e, mesmo não estando presente no candidato pré-bariátrico, pode surgir depois, como uma espécie de recaída em câmera lenta. Esse padrão também deve ser tratado com uma reeducação alimentar severa, para superar a sensação psicológica de que beliscar um pouco não faz mal e que manter a boca ocupada acalma e distrai.

Transtornos de imagem

ANOREXIA E BULIMIA

De acordo com a décima edição da Classificação Internacional de Doenças (CID 10), tanto a anorexia nervosa quanto a bulimia são consideradas transtornos alimentares de raízes comportamentais, baseados em um elemento em comum: a preocupação excessiva em não engordar, de forma que o(a) paciente apresenta uma ideia quase obsessiva de que deve manter-se magro ou magra "a qualquer preço". No caso da anorexia, ocorre a recusa da alimentação, ou seja, o(a) paciente vai desenvolvendo padrões cada vez mais restritos de ingestão, sempre com a convicção de que está acima do peso; mas sua percepção de peso "normal" é distorcida, de maneira que ele ou ela considera que está gordo ou gorda mesmo quando já atingiu um aspecto doentio de magreza. Geralmente, sua autoavaliação é baseada exclusivamente na imagem corporal e quase sempre nos deparamos com um quadro de obstinada negação: o(a) paciente não acredita nos familiares, amigos ou médicos. Contra a opinião de todos, sente-se gordo(a) e acha que deve comer menos, mergulhando em dietas cada vez mais restritivas e procurando se aproximar, principalmente por meio da internet, de pessoas que compartilham das mesmas ideias e comportamentos. Para efeitos de diagnóstico, identifica-se um quadro de anorexia quando o IMC atinge 17,5, o que já indica um quadro de séria desnutrição, além de distúrbios endócrinos, como a amenorreia (ausência de fluxo menstrual) entre as mulheres.

Já nos casos de bulimia, ainda que o medo obsessivo de engordar esteja presente, em geral o que ocorre é a ingestão exagerada de alimentos, exatamente como nos episódios compulsivos já descritos anteriormente e com as mesmas motivações afetivas – ou seja, o bulímico utiliza a comida como fonte de compensação emocional –, mas procura evitar o ganho de peso induzindo vômitos ou utilizando medicações de efeito purgativo. Assim como nos episódios de ingestão exagerada e descontrolada descritos nos transtornos que costumam atingir os obesos mórbidos, o efeito imediato após esses episódios costuma ser os sentimentos de culpa e de tristeza. Trata-se da combinação de um comer compulsivo com o medo mórbido de engordar.

O leitor pode estar se perguntando, neste ponto, como distinguir a preocupação com a autoimagem da supervalorização da "boa forma", tão dominante hoje em dia, principalmente entre as mulheres. Em outras palavras, até onde vai a vaidade e onde começam os transtornos, já que quase todo mundo quer se manter ou se tornar mais belo e atraente?

Em primeiro lugar, é importante dizer que as pessoas costumam confundir o termo "autoimagem" com estar mais ou menos belo, mais ou menos simpático, mais ou menos envelhecido: a autoimagem é bem mais do que isso, ou seja, mais do que uma mera (in)satisfação com nossos aspectos físicos. Ela diz respeito à identidade, a uma parte fundamental daquilo que chamamos de "eu", daquilo que projetamos para o mundo e para nós mesmos. Assim, de forma resumida e simplificada, podemos dizer que um transtorno de imagem envolve olhar-se no espelho e sentir-se profundamente insatisfeito consigo mesmo, vendo-se como alguém que porta um defeito grave, que jamais será reconhecido ou valorizado pelo mundo ao redor. Aqui é importante destacar que não se trata de vaidade, como muitas vezes ocorre com pessoas que buscam cirurgias plásticas para "corrigir" aspectos do corpo e aproximá-lo de um padrão dominante de beleza: o anoréxico e, em inúmeros casos, o bulímico não consegue alcançar um patamar de satisfação consigo mesmo; sempre vai se sentir acima do peso, sempre vai achar que "falta" alguma coisa.

Como esses dois transtornos de imagem também são transtornos alimentares de fundo nervoso, quando os pacientes chegam a buscar tratamento (ou são levados por outras pessoas), as primeiras abordagens são de natureza médica e nutricional. Não é raro que os pacientes com quadros mais graves tenham de ser internados para receber alimentação parenteral, alguns já correndo risco de vida; mas o efetivo tratamento envolve uma abordagem terapêutica complexa e, quase sempre, de longo prazo.

Como neste livro a abordagem principal recai sobre a cirurgia de redução de peso, talvez seja difícil imaginar que um paciente bariátrico, que tenha reconquistado a possibilidade de vencer a obesidade e suas comorbidades, possa ir ao extremo oposto e tornar-se anoréxico ou bulímico; porém, tanto nossos casos clínicos quanto a literatura médica mostram que isso pode, sim, acontecer.

Vamos ilustrar melhor esse raciocínio. É comum encontrarmos na internet imagens de mulheres muito jovens numa situação de extrema magreza, com os ossos se destacando da pele, a face quase cadavérica. Muitas vezes é possível supor que essas jovens estejam sofrendo com alguma doença que lhes impôs esse estado; que gostariam de ser saudáveis, mas não podem. Sim, essas jovens estão sofrendo, mas por outro motivo: estão se sentindo gordas! Estamos falando de jovens com 30 ou 35 quilos que acham que precisam emagrecer ainda mais. Você pode estar se perguntando: mas elas não conseguem enxergar, na imagem objetiva do espelho, que na verdade estão magras demais? Na verdade, não existe uma imagem "objetiva" vinda do espelho, apenas a imagem mental que nós projetamos nele.

É comum para a maioria das mulheres se considerar acima do peso, provocando uma busca permanente por dietas e exercícios físicos que podem nunca levar a uma satisfação total. E isso é mais do que um lugar comum: vários estudos identificam que um grande número de mulheres que se encontram em suas condições ideais de peso ainda acreditam estar fora do padrão e por isso acham que devem emagrecer. Portanto, desajustes na autoimagem costumam se traduzir em insatisfações exageradas consigo mesmo e na percepção distorcida de que não se pode ser feliz ou estar em paz enquanto aquele "defeito" persistir. Agora, vamos imaginar a outra ponta do espectro, onde estão os indivíduos obesos: além dos problemas de preconceitos sociais que julgam a obesidade como uma ruptura do padrão de beleza vigente, no qual "ser belo é ser magro", ocorre que muitos obesos não conseguem se enxergar magros mesmo quando emagrecem. Depois de perder muitos quilos, continuam a olhar para o espelho e se considerar gordos. Quando vão comprar roupas, levam peças até dois números maiores; ou continuam evitando a balança, pois acreditam que ela mente...

Como dissemos, não se trata de estética, mas de identidade, de enfraquecimento do eu, da adoção de um padrão de referência inatingível. Nos quadros mais graves, isso está associado, na história psicológica de cada um, a condições ou acontecimentos que interferem na formação de nossa personalidade, como *bullying*, violência doméstica, abandono ou mesmo abusos sexuais. Mas esse processo também ocorre em graus mais leves, em função da incorporação, no nosso psiquismo, de exigências externas, estéticas ou sociais, as quais são inatingíveis e quase sempre equivocadas.

A principal característica da cirurgia bariátrica consiste na radical mudança do padrão de ingestão alimentar. O paciente operado consegue algo que antes parecia impossível: comer muito pouco e sentir-se satisfeito. Em poucas semanas seu peso corporal se reduz dramaticamente. Como tais mudanças ocorrem num ritmo que podemos considerar "abrupto", o lado psicológico tem de se adaptar muito rapidamente também, pois tudo muda: as roupas, os locais que se costuma frequentar, as relações afetivas, a imagem no espelho... O que normalmente ocorre é que o paciente, por meio da reeducação alimentar, alcança um novo padrão de peso e ingestão e se estabiliza. Esse é o propósito do tratamento e, felizmente, a imensa maioria atinge tal resultado. Mas a questão da autoimagem tem aqui um papel relevante: em pessoas que se tornaram obesas precocemente e assim permaneceram por toda a vida até então, a autoimagem como gordo ou gorda pode ser tornar persistente; ou seja, a pessoa não consegue se imaginar ou se ver como magra, ainda que perca muito peso. Dessa forma, alguns alcançam o padrão desejado, mas não param por aí, pois ainda se veem acima do peso e desejam emagrecer mais.

Por essa razão é que temos reafirmado a importância de um quadro emocional estabilizado para os candidatos à cirurgia, a fim de evitar que transtornos de fundo emocional mais graves venham a afetar seus resultados e para não favorecer o surgimento de transtornos espelhados, como a anorexia nervosa e a bulimia. Assim, quando há sinais de transtornos graves ligados à autoimagem e à autoestima, recomenda-se uma terapia específica, que não tem relação com a cirurgia em si, mas que será determinante para seu sucesso. No entanto, nem sempre é possível identificar tais indícios no processo de avaliação psicológica para a cirurgia, portanto, também cabe ao paciente observar seu quadro emocional nas fases subsequentes do tratamento e buscar ajuda profissional sempre que necessário.

COMPULSÃO POR EXERCÍCIOS FÍSICOS (VIGOREXIA)

Não é incomum encontrarmos na internet fotos de "atletas" com toda a musculatura hipertrofiada e que têm na atividade física sua prioridade absoluta de vida. Além de um comportamento compulsivo ligado à produção dos neurotransmissores responsáveis pelo prazer cerebral, a prática excessiva de exercícios físicos costuma relacionar-se também com a autoimagem. Assim como na anorexia, o paciente é dominado pela busca de um padrão inatingível de beleza associado à magreza. Na vigorexia, esse padrão é deslocado para a forma física.

Este não é um transtorno de tratamento simples, pois os vigoréxicos costumam se considerar supersaudáveis, esportistas ou atletas, e simplesmente não conseguem identificar que estão mergulhados em um quadro de abuso.

Vale reforçar que a atividade física, para bariátricos ou não, é altamente recomendável e um importante fator de saúde física e mental; mas um comportamento compulsivo nunca tem a saúde como meta e precisa ser enfrentado começando pelo primeiro e mais difícil passo: reconhecer que o problema existe, que precisa ser tratado, e procurar ajuda.

Transtornos mentais e obesidade

A obesidade não é um transtorno mental, não é a causa nem é causada por transtornos mentais. Digamos apenas que eles gostam de frequentar os mesmos ambientes, costumam andar juntos e se influenciam sempre que possível. Essa afirmação pode parecer pouco científica, mas ela é baseada em fatos estatísticos. Na linguagem dos pesquisadores, costuma-se afirmar que há uma alta prevalência de transtornos mentais em obesos, taxa que aumenta significativamente entre os candidatos à cirurgia bariátrica. Mas prevalência não quer dizer obrigatoriedade, simplesmente que a maioria dos casos de obesidade mórbida vem acompanhada de variados transtornos mentais. Ou seja, há grande chance de que um portador de obesidade mórbida também carregue, mesmo sem perceber, algum tipo de problema psicológico associado, seja no papel de fator contribuinte para o surgimento da obesidade, seja como um de seus efeitos.

Mas o que é, afinal, um transtorno mental? Um indício de loucura? Uma vontade incontrolável? Na verdade, como já dissemos, o conceito que melhor define um transtorno psicológico ou alimentar não seria o de doença, mas de uma disfunção, de um desequilíbrio que leva determinado comportamento para além de seus limites considerados normais. Um exemplo: um estado de tristeza não é um transtorno nem uma doença. Ficar triste faz parte da natureza humana, é uma reação natural a situações de perdas ou dificuldades. Mas, quando essa tristeza se torna muito profunda e permanente, quando ela rouba do paciente o desejo de viver, então estamos diante de um quadro de depressão – e esta, sim, é um transtorno grave, que por vezes exige a utilização de drogas psicoativas para seu controle e tratamento. E quadros de depressão são frequentemente encontrados em paciente obesos, muitas vezes provocando o aumento na ingestão de alimentos altamente calóricos como recurso para enfrentar o abatimento. Assim, o leitor pode se perguntar: o que vem antes? A depressão provocando o aumento da obesidade, ou a obesidade reforçando o quadro de depressão? Inseridas numa espécie de ciclo vicioso, as duas afirmações são verdadeiras. Um problema reforça o outro.

Colocando em outras palavras, pode-se dizer que o indivíduo obeso está mais exposto ao risco de sofrer de algum tipo de transtorno mental, e a presença de um transtorno dessa natureza terá uma forte influência sobre o tratamento bariátrico caso não seja reconhecida e devidamente tratada. Eis a justificativa, portanto, para que o tema dos transtornos mentais esteja presente em uma obra que procura apresentar o tratamento a candidatos à cirurgia e a seus familiares.

Muitos candidatos costumam se precaver diante da consulta psicológica, pois acreditam que a identificação de algum transtorno poderá barrar a cirurgia. Assim, eles se comportam como se estivessem em uma entrevista de emprego, sempre tentando ressaltar suas qualidades e ocultar os defeitos. Mas a questão que verdadeiramente interessa, que é o sucesso do tratamento, recomenda uma postura exatamente oposta; ou seja, as consultas psicológicas constituem uma oportunidade valiosa para que o paciente, expondo suas dificuldades, possa dispor de meios mais adequados para defender seu tratamento de desdobramentos indesejáveis.

Já nos debruçamos anteriormente sobre os transtornos compulsivos ligados à obesidade de forma direta, como o TCAP, o transtorno do beliscador e o do comer noturno. Ocorre que, com a bariátrica, esse recurso de compensação por meio da comida fica fora do alcance do indivíduo – retomando a metáfora do dentista, digamos que ele "fechou o consultório" e, se a dor permanecer, o velho "remédio" já não estará mais disponível.

Vamos com cuidado: como afirmamos anteriormente, às vezes a "dor de dente" é a própria obesidade e, nesse caso, aquilo que dá origem aos comportamentos compulsivos é "removido" pela cirurgia. Mas e quando o problema é outro? Isto é, quando os transtornos psicológicos não estão ligados às dificuldades que o paciente enfrenta pelo fato de ser obeso num mundo preconceituoso ou não adaptado para ele, mas sim têm relação com problemas familiares, traumas passados, perdas afetivas importantes? Fazer a cirurgia não seria, então, o mesmo que retirar a anestesia e deixar o dente doendo? O que poderia ser feito nessa situação – procurar, talvez, um outro tipo de dentista? Ou uma anestesia substituta?

Antes de conversarmos sobre o "outro tipo de dentista", daquele que trata as dores dos dentes invisíveis do nosso "espírito", vamos olhar de perto para o caminho aparentemente mais fácil e direto: a troca de anestesia. Ou, para sermos mais exatos, a troca da fonte de compensação, que, com a bariátrica, já não pode ser mais a comida. Quer dizer, na verdade ela pode, sim. Mas vamos por partes...

A primeira "fonte substituta" da comida para satisfazer necessidades compulsivas é, por incrível que pareça, a própria comida. Vamos lembrar que a intervenção bariátrica produz uma redução volumétrica da capacidade de ingestão. O paciente operado não vai conseguir comer muito. Mas isso não quer dizer que ele não possa recorrer a alimentos altamente calóricos (que são os que acionam os mecanismos cerebrais, pois se transformam em açúcar), porém não ocupam muito espaço – como um doce cremoso, por exemplo. Isso produz um quadro anacrônico, ou seja, de significado contraditório: a pessoa reduz a quantidade de alimentos ingeridos, mas não a quantidade de calorias. Vale a pena destacar que uma das condições essenciais para o sucesso do tratamento está na adesão à nova dieta prescrita pelo(a) nutricionista, não apenas em função da perda sustentável de peso, mas também para a compensação de deficiências nutricionais que ocorrem com a cirurgia. Esse é um caso em que um transtorno mental não identificado pode resultar no insucesso do tratamento, principalmente a longo prazo, quando os velhos hábitos costumam aparecer para uma "visitinha".

Mas, claro, há outras opções no "supermercado psíquico" dos compulsivos, e um dos candidatos mais óbvios é o álcool, uma droga social amplamente aceita, a qual produz níveis de euforia que anulam estados depressivos (no início, pois, como ocorre com outras drogas, seu efeito em segundo estágio é depressivo) e, ainda por cima, se transforma em açúcar.

Isso quer dizer que pacientes bariátricos têm mais risco de se tornar alcoólatras? Novamente, reforçamos que cada caso é um caso e não existe nenhuma associação possível entre cirurgia bariátrica e alcoolismo, ainda que muitos estudos se debrucem sobre esse problema. Em primeiro lugar, há uma longa distância entre o uso abusivo não frequente de álcool e seu estágio crônico conhecido por alcoolismo. A dependência alcoólica é um transtorno compulsivo de evolução lenta e tratamento complexo. Portanto, vamos esquecer esse ponto final onde se encontra o alcoólatra crônico para nos fixarmos no consumo regular e exagerado de álcool pelo paciente bariátrico portador de um transtorno compulsivo não tratado.

Além de funcionar como uma forma líquida de alimento, exatamente como um *milk-shake*, o álcool é uma substância psicoativa, interferindo diretamente no estado de humor de quem bebe. Assim, ele produz um alívio imediato para uma multidão de dores emocionais, sendo muito utilizado para o esquecimento temporário dos problemas da vida, e costuma facilitar o contato com outras pessoas ao desligar o sistema de inibições, ou seja, torna-se um forte candidato a "melhor amigo" do ex-obeso que se mantém compulsivo. (Não vamos falar em troca de compulsões, mas apenas em troca de fontes de satisfação, já que a disposição compulsiva sempre esteve lá.) Colocado dessa forma, pode até parecer uma troca vantajosa, já que, exceto nos estágios extremos, o álcool não sofre de "preconceito social" e funciona, assim como a comida, como um elo para relações sociais. Porém, além da probabilidade de desenvolver uma dependência, seu consumo abusivo é repleto de riscos para a saúde física e mental, com efeitos nocivos notadamente sobre o cérebro e o fígado. Além disso, o álcool engorda e poderá contribuir para aquele fenômeno que todo bariátrico quer evitar: o reganho de peso.

Na classe do abuso de substâncias, além do álcool devemos considerar também as demais drogas, lícitas e ilícitas. O comportamento compulsivo não tratado pode levar ao abuso de substâncias com ação cerebral, como cigarro, maconha, cocaína, entre outras, cujos efeitos têm potencial de destruição semelhante da saúde física e mental do usuário.

Assim, alguém com um quadro compulsivo que se submeta ao tratamento bariátrico deve redobrar a atenção com essas possibilidades, principalmente se apresentar algum histórico familiar de abuso, o que pode indicar uma predisposição genética.

A TEMIDA (E DISFARÇADA) DEPRESSÃO

A depressão não é um transtorno diretamente associado à obesidade, ainda que possa ser reforçada pelas condições adversas que atingem a maioria dos obesos. Na verdade, assim como a obesidade, ela é considerada uma doença epidêmica no mundo atual, alcançando todos os gêneros e classes sociais. Seu traço marcante é uma profunda redução da vontade de viver, um desânimo persistente e não episódico, uma redução da autoestima por razões não determináveis. Poderíamos descrever o quadro como alguém que "afunda" em si mesmo, dominado por uma tristeza não específica, não ligada a perdas ou a decepções pontuais.

Em quadros muito profundos, só uma intervenção psiquiátrica pode criar condições para reverter a situação, por meio da prescrição de antidepressivos em associação com a psicoterapia. A depressão que atinge esse nível é mais fácil de se reconhecer, seu diagnóstico é quase evidente e a procura por ajuda deve ser imediata. No entanto, em graus mais amenos, a clareza do quadro desaparece e a pessoa torna-se portadora de um "mal invisível", de uma tristeza que não pode ser associada a causas concretas. Em alguns casos, o paciente depressivo chega a afirmar que sua vida está bem, que seus relacionamentos pessoais e familiares estão normais, mas mesmo assim ele se sente irresistivelmente triste e/ou desanimado.

Quando a depressão se associa à obesidade, esse quadro torna-se um pouco mais complexo. Muitos dos transtornos mentais e afetivos apresentados por pacientes candidatos à bariátrica são resultado direto de sua própria condição de obeso. Como já observamos anteriormente, ser obeso num mundo de magros não é fácil e requer muita capacidade de resistência e adaptação. Assim, a bariátrica também pode ser considerada um tratamento capaz de ajudar nesses transtornos emocionais cujas causas todos nós conhecemos. Mas uma predisposição depressiva que não esteja ligada a esses fatores pode afetar os resultados do tratamento, seja porque o paciente terá dificuldades de acompanhar as novas rotinas (como manter o uso regular das suplementações), seja pela adoção de comportamentos compensatórios que possam ser considerados transtornos alimentares ou mentais. É fácil de entender: como o tratamento bariátrico envolve a participação ativa do paciente, por meio de novos cuidados com a alimentação, com a saúde e consigo mesmo, um quadro de disposição negativa vai significar um rebaixamento nesse grau de adesão, já que um traço marcante da depressão é o descuido consigo mesmo e até mesmo com pessoas próximas, mesmo que sejam muito amadas e importantes. Como já dissemos, a depressão não é causa direta de nenhum tipo de transtorno, mas podemos considerar que ela deixa as portas abertas para outros males.

Há vários estudos, no Brasil e no mundo, que buscam identificar as associações entre a depressão e o tratamento bariátrico. Na maioria dos casos, a depressão é identificada como uma condição anterior à cirurgia, que deve ser tratada, mas que tende a se reduzir ou a "desaparecer" após o ato cirúrgico. No entanto, é preciso lembrar que o pós-cirúrgico traz diversos desafios emocionais para cada paciente e que as mudanças de hábito e na vida social exigem uma disposição para a renovação, uma espécie de renascimento. Nesse ponto é preciso cuidar para que tais mudanças não se tornem causa de um quadro depressivo, no qual o paciente passa a sentir "saudades" do passado. Como a depressão pode ser descrita como um grande vazio, é preciso atentar para que este quadro não ocorra com a perda dos antigos "preenchimentos", representados pelos encontros envolvendo comida, pelos amigos ou companheiros que vão achar que ele ou ela era melhor quando estava gordinho(a), situações que ocorrem com bastante frequência.

De forma resumida, podemos dizer que a bariátrica contribui para reduzir ou eliminar a depressão decorrente dos problemas emocionais enfrentados pelo obeso em contextos sociais tão visivelmente adversos; mas a cirurgia não preenche o vazio de ninguém e, caso o paciente tenha disposições depressivas que estejam relativamente compensadas durante a obesidade, o tratamento vai arrancá-lo dessa "zona de conforto", e as antigas soluções emocionais terão de ser abandonadas, principalmente se envolverem comida e identidades negativas como "o gordinho fofo e divertido", o "gordo da turma", ou afirmações como "não emagreça, porque você vai perder a graça". Assim, se a depressão aparecer depois da cirurgia, é muito importante procurar ajuda. Depressão não é um mal-estar passageiro, mas uma doença grave que precisa ser enfrentada.

TRANSTORNO OBSESSIVO-COMPULSIVO (TOC)

O TOC é considerado uma modalidade de transtorno de ansiedade, grupo em que se encontram os chamados comportamentos compulsivos. Alguns casos se tornaram clássicos no cinema e em séries de televisão, na maioria das vezes com personagens divertidos: um só consegue andar pelas faixas escuras da calçada, outro tem que lavar as mãos várias vezes ao dia, sempre abrindo um novo sabonete; há casos em que a pessoa tem de verificar várias vezes se a porta está trancada ou tem de repetir a mesma palavra várias vezes antes de seguir com a frase... Vistos de fora, no cinema ou na vida, esses comportamentos chegam a parecer engraçados; mas imagine-se na situação de se ver obrigado a fazer ou a falar uma coisa mesmo sem querer, sem ter controle, como se uma força o dominasse por dentro? Os portadores de TOC são verdadeiros prisioneiros de seu transtorno.

No âmbito do tratamento bariátrico, já vimos que um comportamento compulsivo traz diversas implicações para o resultado final da cirurgia, mas não constitui uma barreira para sua realização. Assim, se alguém é portador de algum transtorno dessa natureza, isso não significa que não possa ser operado; mas há cuidados importantes a serem tomados. Uma compulsividade não tratada se impõe sobre as decisões racionais do paciente. Ele se submete à cirurgia, assume com absoluta honestidade o compromisso de seguir as orientações médicas e nutricionais, mas, em determinadas situações, simplesmente não consegue evitar comportamentos contraindicados para o tratamento. Quase sempre os comportamentos compulsivos estão associados aos gatilhos emocionais, às situações de estresse que exigem como compensação aquele comportamento indesejado.

O tratamento da compulsão envolve uma reeducação comportamental (alimentar, por exemplo), além do desenvolvimento de novas respostas emocionais para as tais situações adversas – como relaxar sem ter de recorrer ao álcool, ou se acalmar sem precisar se fartar de comida.

A vida moderna, com todas as suas facilidades e conforto, é também palco de muito estresse, que está na raiz desses quadros agudos de ansiedade. Portanto, é sempre bom relembrar que a cirurgia não vai alterar o mundo ao nosso redor e que as situações estressantes vão continuar a se repetir: enfrentá-las de forma diferente do passado é a chave para proteger os resultados do tratamento e tornar sustentável o novo patamar de peso e equilíbrio.

USO ABUSIVO DE ÁLCOOL

Diversos estudos, como o de King *et al.* (2012), relatam o início do consumo abusivo de bebidas alcoólicas por parte de pacientes bariátricos; entretanto, o mecanismo responsável pela associação entre a cirurgia e esse consumo abusivo ainda não foi compreendido, já que pouquíssimos investigaram o consumo excessivo de álcool antes e depois da cirurgia bariátrica. Assim, devemos reforçar que a cirurgia em si não torna ninguém alcoólatra: não existe uma pessoa que nunca bebeu antes e que começou a ingerir álcool por causa do procedimento. O que ocorre é que, possivelmente, esse paciente já utilizava o álcool de modo constante ou rotineiro e, após a cirurgia, alguns conflitos podem tê-lo levado ao abuso.

Já falamos sobre o papel do álcool como fonte substituta de compensações cerebrais quando a ingestão alimentar é reduzida pela cirurgia. Beber não requer um estômago grande e, por não exigir o trabalho da mastigação, acaba proporcionando uma ingestão muito mais fácil; além de que produz uma descarga quase imediata de neurotransmissores nos centros cerebrais ligados ao prazer. Portanto, o álcool pode aparecer como uma boa alternativa para os antigos momentos de comilança – já que, além de tudo, seu consumo é socialmente aceito.

Após a cirurgia, o paciente que apresenta dificuldades para se alimentar – por exemplo, que sente a comida "entalar" durante as refeições, provavelmente porque come muito rápido – pode começar a perder o prazer de comer e passa a procurar outros prazeres que outrora conhecia, como a bebida. O fato de ser líquido e, assim, melhor tolerado, também pode ser outro fator a contribuir para essa "substituição".

No entanto, é importante ter em mente que, além de ser uma substância psicoativa – e que, portanto, pode induzir a certos comportamentos de risco –, o álcool é também alimento e um agente de intoxicação que atinge várias partes do organismo, podendo causar lesões irreparáveis, como problemas hepáticos (cirrose) e cerebrais (atrofia cortical), além de dependência física.

Em qualquer pessoa, quando ingerido em doses maiores, o álcool pode levar à depressão e à sonolência, bem como à lentidão dos sentidos com letargia. Posteriormente, a pessoa pode sentir dores abdominais e dor de cabeça, sintomas oriundos do metabolismo da substância. Outra ação é o bloqueio do hormônio antidiurético, que faz o paciente apresentar maior diurese e chegar à desidratação. Além disso, grandes volumes de álcool, ao entrar em contato com a mucosa do estômago, acarretam uma gastrite aguda, fazendo com que o muco que protege as paredes se dissolva e o ácido ataque o próprio estômago. A substância também estimula o órgão a produzir mais ácido, uma vez que o estômago não sabe se o que entrou é líquido ou sólido.

Ao agredir a mucosa do estômago e do intestino, o álcool também faz com que a absorção de outras substâncias seja prejudicada. Para o paciente submetido à gastroplastia, que necessita da ingestão de vitaminas e de suplementos justamente por ter essa absorção já reduzida, tal efeito é ainda mais nocivo, podendo acelerar o processo de carências nutricionais severas.

A encefalopatia de Wernicke,[1] resultante da deficiência de vitamina B1 (tiamina), por exemplo, é uma complicação neurológica clássica nesses casos.

Do mesmo modo, devemos lembrar que, antes de ser operado, o estômago faz com que o paciente vomite quando detecta níveis perigosos de álcool, a fim de evitar lesões maiores ao organismo. Porém, após a cirurgia, poucos pacientes vomitam pelo uso de álcool, de forma que ele passa pelo estômago rapidamente e segue para o intestino, sendo absorvido e levando a uma aceleração das lesões no fígado. Consequentemente, além de piorar a dependência do álcool, as complicações como insuficiência hepática, cirrose e outras lesões podem aparecer mais rápido no paciente bariátrico. Pacientes com graus de obesidade II e III geralmente já apresentam um fígado gorduroso (esteatose hepática), quadro que pode apresentar melhora significativa com a cirurgia, mas, com a ingestão descontrolada de bebidas alcoólicas no pós-operatório, o fígado pode tornar-se doente novamente.

Além de tudo isso, o álcool é produto de fermentação de açúcares e por isso tem uma participação "de peso" na contabilização de calorias ingeridas ao longo do dia. Por exemplo, um grama de proteína fornece quatro quilocalorias; um grama de gordura fornece nove quilocalorias... Um grama de álcool fornece sete quilocalorias! Assim, a densidade calórica das bebidas alcoólicas é alta e seu consumo descontrolado resulta num saldo calórico muito acima do indicado, gerando ganho de peso. Por isso, rotineiramente explicamos aos pacientes que o consumo de álcool atrapalha o tratamento da obesidade, seja esse tratamento apenas dietético, seja cirúrgico, além de que favorece uma alimentação desregrada, resultando na ingestão desbalanceada de nutrientes.

Cada organismo apresenta uma resposta para metabolizar o álcool mais ou menos rápido, mas a maioria dos pacientes bariátricos relata maior sensibilidade a menores doses de álcool, apresentando, porém, dificuldade

---

1 Doença neurológica que causa sintomas como confusão mental, perda do equilíbrio, sonolência, movimentos involuntários dos olhos e até paralisia parcial dos músculos oculares.

significativa em controlar o seu consumo, o que pode estar associado aos mecanismos de troca de compulsão.

Nas consultas pré-operatórias, muitas pessoas têm medo de comentar sobre o uso do álcool, talvez por não assumirem certa "dependência" da substância. Ressaltamos que esse termo não se refere apenas às pessoas que fazem uso de álcool diariamente, pois o abuso cometido nos finais de semana, por exemplo, também já pode configurar dependência. Por isso, essa questão deve ser trabalhada com a equipe multidisciplinar desde as primeiras consultas, para evitar que as consequências se agravem após a cirurgia.

DROGADIÇÃO

Para o paciente bariátrico, o mecanismo psicológico associado ao consumo de drogas ilícitas é o mesmo por trás do consumo de álcool: o prazer químico desencadeado pelas reações cerebrais. Mas existem algumas diferenças: em primeiro lugar, droga não é alimento, o que pode levar esse paciente a acreditar que o consumo de drogas não atrapalha a cirurgia, já que não envolve o consumo de calorias. Porém, estudos como o de King *et al.* (2017) mostram que o uso de drogas ilícitas, como maconha, anfetaminas, cocaína, alucinógenos, inalatórios, feniciclidina, entre outras, também contribui para as deficiências nutricionais graves concomitantemente ao aumento do IMC, devido ao ganho de peso.

Isso porque o uso dessas substâncias pode ter como efeito uma incontrolável ingestão de alimentos calóricos e inapropriados para a condição cirúrgica. Geralmente esses alimentos são ricos em carboidratos (açúcares), os quais são digeridos mais facilmente quando comparados às proteínas (que exigem mastigação mais lenta e cautelosa) e às gorduras (que retardam o esvaziamento gástrico). Essa ingestão inadequada pode provocar a síndrome de dumping, bem como um quadro de diarreia e desidratação. Como vimos, a longo prazo essa alimentação desbalanceada – ou seja, caracterizada pelo grande consumo de calorias vazias provindas de álcool, refrigerantes, carboidratos e da pobre ingestão de proteínas – pode resultar em desnutrição proteica severa, esteatose hepática (gordura no fígado) em grau elevado e complicações neurológicas graves por deficiência de vitaminas específicas do complexo B.

Além disso, na direção oposta, algumas drogas agem como verdadeiros inibidores de apetite, como no caso da cocaína e das anfetaminas, pois seus princípios ativos, muitas vezes presentes nas conhecidas fórmulas para emagrecimento, atuam no centro de controle da saciedade e da fome, localizado no hipotálamo. Parece a combinação perfeita entre a falta de fome e a falta de vontade de comer. Mas não é preciso muita argumentação para se entender que tais substâncias, além de altamente viciantes, são devastadoras para o organismo. Não apenas seus efeitos físicos sobre o fígado e outros órgãos são destruidores, mas sua ação psicótica também pode deflagrar vários quadros de transtornos mentais graves.

Por isso, assim como o álcool, drogas de qualquer espécie, mesmo os medicamentos controlados, devem ser absolutamente evitadas, exceto nos casos de medicações prescritas por médico credenciado.

Nos casos em que há uso abusivo, o melhor tratamento é sempre multidisciplinar, envolvendo o médico e o psicólogo ou psiquiatra. Quanto ao tratamento nutricional, este pode ser constituído apenas por consultas ambulatoriais para aconselhamentos dietéticos e acompanhamento da evolução do estado nutricional ou, em casos de desnutrição grave, internação hospitalar para realização de terapia nutricional mais invasiva, direto na veia, para urgente recuperação do estado nutricional do paciente.

SEXO COMPULSIVO

Já comentamos anteriormente que a redução do peso corporal pode ter um impacto direto na sexualidade do paciente operado: além do aumento da energia vital ligado a um corpo mais leve, é comum que ele se sinta mais atraente e tenha a autoestima elevada após a bariátrica. São muitos os relatos, em nossa experiência e na literatura, de pacientes que tiveram uma extraordinária melhora em suas vidas sexuais, alguns declarando que voltaram a se relacionar sexualmente depois da cirurgia, pois simplesmente haviam abandonado essa dimensão da vida nos anos de obesidade mórbida.

Porém, o sexo também pode acabar sendo utilizado como elemento de compensação da comida: comer, fazer sexo e beber são, para efeitos cerebrais, coisas muito parecidas, pois os três provocam descargas de endorfina e outros neurotransmissores associados ao prazer. Assim, o paciente pode sofrer do mesmo descontrole compulsivo que já comentamos anteriormente, apenas direcionando-o para o sexo.

Como também já foi dito, a bariátrica não torna ninguém "viciado": é a compulsividade não controlada que o faz buscar caminhos alternativos para a antiga satisfação gerada pela comida em abundância, e, por isso, ela tem de ser enfrentada por cada paciente que se sinta inclinado para essas substituições.

VÍCIO EM JOGO

O jogo patológico é reconhecido como doença pela Organização Mundial da Saúde (OMS) desde 1992 e suas consequências são altamente destrutivas para o paciente e para todos ao seu redor. Não se trata de um transtorno inocente: são comuns os casos de pessoas que perdem absolutamente tudo obedecendo a uma obsessão por apostar. Quando chega a ser reconhecido, muitas vezes o transtorno já está instalado e os prejuízos acumulados costumam ser significativos.

Não há aqui qualquer associação entre o tratamento bariátrico e a compulsão por jogar, apenas o risco de que uma predisposição compulsiva encontre na mesa de jogo o mesmo padrão de excitação e prazer das grandes refeições.

COMPULSÃO POR COMPRAS (ONIOMANIA)

O comportamento compulsivo envolvendo compras apresenta uma dificuldade bastante específica: reconhecer o limite entre comprar muito, mas sem comprometer o equilíbrio financeiro, e o "território do descontrole", no qual a pessoa compra diversos artigos sem necessidade ou mesmo sem ter dinheiro para isso e, muitas vezes, sem sequer usar aquilo que foi comprado.

Não é preciso dizer que se trata, assim como no caso do jogo, de um transtorno altamente destrutivo, não apenas para o paciente, mas para todos no seu entorno. Pessoas que desenvolvem esse transtorno costumam criar para si problemas de difícil resolução. O tratamento adequado pode controlar a compulsão, mas não pode desfazer os estragos acumulados.

Por isso, se após a cirurgia o paciente percebe que reencontrou o prazer de viver fazendo compras, eis um sinal claro de que pode existir um problema, e deve-se buscar ajuda antes que perdas irrecuperáveis aconteçam.

USO COMPULSIVO DE INTERNET

Comportamentos compulsivos ligados à permanência excessiva na internet são cada vez mais frequentes na população em geral e é crescente o número de horas que as pessoas dispendem conectadas a todo tipo de dispositivo, principalmente o celular. Apesar de parecer inofensivo, esse transtorno provoca, progressivamente, uma substituição dos contatos reais com a vida e com outras pessoas por um viver virtual.

É comum a alguns obesos, por introspecção ou facilidade, usar as redes sociais para relacionamentos e, muitas vezes, graças à timidez, concluem que seria mais confortável escrever do que falar. Existem muitos casos de casais obesos que se conheceram por meio da internet. Outros fizeram da internet um meio de se relacionar sem sair de casa – por meio dela é possível ter fácil acesso à comida, às compras; pode-se participar de grupos sociais e ter acesso a diversões (como jogos eletrônicos, séries e filmes), bem como ao sexo. Sua principal consequência, porém, pode ser o isolamento e o abandono do viver cotidiano, de seus prazeres e de suas responsabilidades. É importante ressaltar que aqui não estamos advertindo contra toda essa imensidão de ofertas da internet, mas sim quanto ao tempo dispendido para esse meio.

Não há nada específico ligando essa compulsão da atualidade com a cirurgia bariátrica, apenas a existência, entre a população obesa, de uma predisposição para adotar comportamentos compensatórios à restrição alimentar.

Preservando as conquistas: **fontes de suporte**

Ainda que o sucesso do tratamento bariátrico dependa, em grande parte, do comprometimento de cada paciente, há recursos externos que podem e devem ser mobilizados, como o apoio familiar ou a participação em grupos de apoio, além do suporte da equipe multidisciplinar, sempre que necessário. Neste capítulo vamos aprofundar a importância de tais recursos e como utilizá-los de forma equilibrada.

O apoio familiar

Todo paciente obeso sabe que na mesa de cirurgia só cabe uma pessoa e que, portanto, sua família não será operada junto dele. Na verdade, o mais provável é que ele saia de uma casa em que era obeso e volte, agora magro ou emagrecendo velozmente, para a mesma casa onde nada mudou. Isto é um problema? De fato não, na maioria dos casos. Mas é comum ouvir, entre os candidatos à cirurgia, que estão imersos em uma "família engordante". O que significa essa expressão? A resposta geralmente está colocada bem no centro da mesa, na qual uma enorme lasanha repousa esperando todos para o almoço; ou na geladeira, repleta de sobremesas com mais calorias do que seria necessário consumir em um dia inteiro...

Dá para se operar e voltar para uma casa assim? A pergunta parece sugerir que há uma escolha, quando na verdade não há. Ninguém muda de casa porque fez uma cirurgia bariátrica ou porque sua família gosta muito de comer e tem na comida seu principal pretexto para se reunir, conversar e celebrar. Um ambiente "engordante" de fato não é o mais indicado para alguém passando por um processo de forte restrição alimentar, no qual ficaria exposto a situações altamente afetivas, já que tem na comida um "elo amoroso".

Assim, essas situações nos levam a dois desdobramentos possíveis: ou a família participa do processo, facilitando seu percurso para o paciente operado... ou o paciente tem de se virar sozinho, preparar-se psicologicamente para voltar ao velho cenário, que continua povoado por lembranças gastronômicas e, principalmente, pela fartura de comida.

Por isso, nas consultas psicológicas, é muito comum que a família seja chamada a participar do processo. Na verdade, em muitos casos os candidatos procuram a cirurgia justamente por incentivo dos familiares, preocupados com sua saúde física e emocional. Há muitas situações em que a decisão pela cirurgia parece ter sido tomada pela família, e o paciente, resignado, está lá contra a sua vontade ou no mínimo inseguro em relação ao grande passo a ser dado. Claro que nesses casos cabe ao psicólogo e aos demais integrantes da equipe multidisciplinar colocar as coisas às claras, afinal, ninguém deve ser operado somente porque a família ou o(a) companheiro(a) quer. Submeter-se a uma bariátrica é uma decisão exclusivamente pessoal, e não há possibilidade de se seguir em frente sem um desejo sólido nem um claro comprometimento do paciente com as exigências do tratamento. Uma pessoa ser operada sem que esse seja seu verdadeiro desejo é sinônimo quase certo de desastre.

Assim, muitas famílias também se comprometem profundamente com o processo e se dispõem a ajudar, mudando seus hábitos alimentares e dando apoio psicológico ao paciente operado em suas novas necessidades. São comuns os casos em que um membro da família se opera e todos emagrecem junto, adotando dietas mais saudáveis e menos calóricas para a casa como um todo. Mas nem sempre é assim, por isso, acima de tudo o paciente deverá apoiar-se principalmente em si mesmo.

A família tem um papel decisivo no tratamento, seja para seu sucesso, seja para seu fracasso. Muitos pacientes se recordam de forma bastante vívida de suas infâncias, quando as mães ou avós os empanturravam de comida, às vezes até fazendo uso de estimuladores de apetite (os mais velhos se recordarão do óleo de fígado de bacalhau, que era anunciado na TV ainda em preto e branco), repetindo sempre que estavam muito magros, que era preciso comer mais para "ficar mais corado" ou para "não ficar doente". Bem, várias dessas mães e avós ainda estão vivas e em plena atividade como nutridoras de seus filhos e netos, mesmo quando estes já estão com um IMC perto dos 40. Claro que a responsabilidade não pode ser transferida para mães ou familiares, mas é importante prestar atenção às condições desfavoráveis que podem emergir desses relacionamentos, seja em razão da falta de incentivo ao tratamento, seja diante de reforços negativos, do tipo "por que você está comendo tão pouco?" ou "desse jeito você vai ficar doente"...

Isso quer dizer que o processo de perda de peso por vezes terá de ocorrer em um ambiente adverso, em uma família que possivelmente também é obesa e/ou cujos hábitos não vão mudar porque um dos integrantes se operou. São situações em que o paciente, antes de se submeter à cirurgia, deve se preparar adequadamente, tanto do ponto de vista psicológico quanto logístico. Isso mesmo, logístico, já que suas refeições não poderão ser as mesmas da família. Portanto, ele deverá preparar (ou ter alguém que prepare) suas refeições mantendo as porções e os tipos de alimentos adequados, os quais deverão ser consumidos em horas predeterminadas; além de, muitas vezes, ter de manter um espaço próprio na geladeira e, na medida do possível, explicar à família que não pode mais ficar sentado por horas à mesa do almoço enquanto todos estão comendo ou conversando, pois a "tentação" pode interferir no tratamento... Se possível, as situações sociais deverão ser transferidas para outro ambiente, como a sala, por exemplo.

Ninguém precisa se afastar de seus familiares ou de amigos que gostam de comer só porque se submeteu a uma bariátrica, mas simplesmente induzir a transferência desses contatos da mesa para algum outro lugar não precisa ser uma mudança "traumática". A cozinha costuma ser o lugar mais acolhedor de uma casa, mas a sala também pode ser.

É possível que o candidato sofra certo isolamento por agir dessa forma, porém, esse esforço será necessário. Tanto sua vida como seu bem-estar estarão em jogo, e cabe a cada paciente defender-se de sofrimentos inúteis.

De toda forma, o apoio familiar sempre foi considerado, no protocolo de avaliação do candidato, um fator relevante para o tratamento, podendo funcionar tanto como fonte de apoio quanto como um potencial obstáculo para os resultados bem-sucedidos, por isso é importante que a equipe trabalhe esse aspecto junto do paciente.

Reuniões de grupo

Os grupos voltados para a cirurgia bariátrica – notadamente o grupo mantido pela Pro Gastro em São Paulo ao longo desses mais de dez anos – têm uma dinâmica um pouco diferente dos tradicionais grupos de apoio, como os Alcoólicos Anônimos (AA) ou os Vigilantes do Peso. Num certo sentido, eles funcionam como uma espécie de seminário, no qual alguns especialistas se revezam para apresentar os vários aspectos do tratamento bariátrico, esclarecendo as dúvidas individuais dos pacientes em relação a detalhes específicos.

Um ponto se assemelha ao dos demais grupos de apoio: além dos especialistas, todos os candidatos à cirurgia costumam compartilhar suas experiências e dificuldades; todos manifestam suas dúvidas e inseguranças, o que proporciona um conhecimento bastante enriquecido do processo. Também há a presença de muitos pacientes já operados, alguns de longa data, que voltam para descrever aos candidatos quais dificuldades esperar e como cada um conseguiu enfrentá-las, sem que tais soluções sejam consideradas regras ou caminhos obrigatórios.

Assim, além das sessões individuais, as informações que afloram em uma reunião entre os participantes e a equipe multidisciplinar possuem uma riqueza de detalhes decisiva para o tratamento. Esse encontro entre o conhecimento médico disponível com as realidades individuais dos pacientes torna o processo muito mais concreto, possibilitando ir além da teoria.

Como em todo grupo de apoio, o candidato vai para conhecer outras pessoas e, por meio desses contatos, passa a conhecer melhor a si mesmo.

No caso da obesidade mórbida, consideramos que a dinâmica deva ser diferente dos demais grupos de apoio: obesos e ex-obesos operados podem compartilhar experiências e mesmo soluções para vários dos problemas enfrentados, mas devemos lembrar que o tratamento bariátrico é, essencialmente, um procedimento médico de múltiplas dimensões; portanto, há informações a serem compartilhadas que não provêm da experiência, mas sim do conhecimento técnico e científico. Os procedimentos médicos, os protocolos nutricionais e as questões psicológicas não são simplesmente intuitivas, são técnicas. Infelizmente, na era das redes sociais, muitas experiências individuais são compartilhadas como verdades de validade geral, quando não o são – eis aí, talvez, a raiz de tanta desinformação e até de preconceito. Muitas vezes, uma pessoa que lê o relato de uma experiência bem-sucedida se identifica com a história e é levada a acreditar que aquela forma de agir é válida para si mesma. Mas, com frequência, não é.

O tratamento bariátrico, apesar de seguir protocolos que vêm sendo adotados universalmente, sempre envolve uma dimensão extremamente individual. Ou seja, não há uma receita geral que funcione para todo mundo, por isso obter informações confiáveis é mais do que recomendável, é necessário e faz parte do tratamento. Somente estar bem informado, porém, não é condição suficiente para que a cirurgia aconteça: como mencionamos no início deste livro, cada paciente deverá receber um diagnóstico individual, personalizado, não apenas para submeter-se à cirurgia, mas também para construir um caminho nutricional e psicológico para aquilo que vem depois.

Assim, podemos definir que os grupos são importantes, mas não suficientes. O grande apoio do bariátrico encontra-se também na sua equipe de tratamento. Nem o grupo – seja ele ao vivo, seja pela internet – substitui a equipe, nem a equipe é capaz de suprir o conhecimento enriquecido do grupo. Dessa forma, partindo de nossa experiência, defendemos a criação de grupos de paciente bariátricos formados por candidatos e pós-operados, mas sempre com a presença dos membros de uma equipe e de outros profissionais.

O suporte da equipe multidisciplinar

Para um paciente ou para um leigo, pode ser difícil compreender a interligação multidisciplinar de uma equipa médica. O senso comum aponta para uma fila de consultas, em que cada especialista emite seu parecer ou laudo e, de posse desses papéis, o paciente se encaminha para a sala de cirurgia tendo recebido todas as autorizações necessárias. Parece estranho afirmar que é assim e, ao mesmo tempo, que não é assim. Cada profissional envolvido no processo tem, sim, uma responsabilidade individual por cada laudo que assina; mas não se trata de passar por uma série de guichês e, ao final, conseguir o documento desejado. A abordagem multidisciplinar não constitui uma somatória de laudos ou de prescrições obtida numa fila obrigatória de consultas.

Em uma situação ideal – que nem sempre é possível no quadro de saúde pública de um país como o Brasil, na condição atual –, a equipe compartilha os diagnósticos e determina a melhor abordagem médica, nutricional e terapêutica para cada paciente em particular. Parece complexo e de fato é. Um paciente pode preencher todos os requisitos para a cirurgia e ainda assim apresentar dificuldades específicas para obter êxito no tratamento. O ponto central, ao contrário do que costuma povoar o imaginário amedrontado dos pacientes, não consiste apenas em "passar nos testes" para fazer a cirurgia, e sim em obter os resultados a longo prazo. Isso é o que de fato importa. Portanto, o papel da equipe não se restringe a autorizar e realizar o procedimento, ele envolve também assegurar que seus resultados sejam alcançados.

Assim, a equipe não vai "barrar" uma cirurgia se todos os laudos forem positivos; mas a questão não é burocrática, e sim médica. Por isso, cada caso deve ser discutido e avaliado, e após a autorização e realização do procedimento, um pacote de recomendações é individualmente construído, sempre para ser acompanhado e ajustado de acordo com a realidade apresentada por cada paciente.

Dessa forma, a abordagem multidisciplinar não deve ser confundida, nem pelos pacientes, nem pelos profissionais que a integram, com uma mera sequência burocrática de obtenção de laudos. Como já dissemos anteriormente, a cirurgia não é o fim, mas sim o início de um processo, o qual abarca uma dimensão subjetiva relevante. Nenhuma equipe pode prever as atitudes futuras de qualquer paciente, mas pode e deve tentar preveni-las.

A obesidade não é uma doença isolada e, portanto, não pode ser curada "isoladamente". Não podemos, como pessoas ou como equipe, acompanhar a vida do paciente quando este recebe alta do hospital e se despede da última consulta de avaliação; mas devemos, por dever profissional e compromisso moral, nos assegurar de que cada um retorne para a vida cotidiana portando todos os recursos necessários para seguir uma nova vida saudável e sustentável. Se tal perspectiva vai se cumprir, não se pode garantir. Podemos apenas asseverar que todas as condições foram dadas para esse sucesso.

Relatos de casos

No universo do tratamento bariátrico, cada caso é um caso, e não existem "exemplos" que possam ser considerados "fórmulas de sucesso". No entanto, os candidatos à cirurgia muitas vezes apresentam experiências e aspectos semelhantes, seja na vida antes da cirurgia, seja no processo de adaptação ao longo do pós-cirúrgico. Por isso, decidimos trazer neste capítulo alguns relatos de casos que consideramos emblemáticos e que poderão proporcionar aos futuros operados uma visão mais viva e concreta de como as coisas se dão no plano real.

São relatos de quem já atravessou a parte inicial do processo, com seus ganhos, dificuldades e eventuais retrocessos, e que poderão ilustrar com mais profundidade as questões ligadas ao comprometimento com a nova dieta e as formas de enfrentar dificuldades inesperadas sem recair nas velhas respostas emocionais.

Caso 1: Paciente com **reganho de peso**

DADOS NO INÍCIO DO TRATAMENTO					
Sexo	Idade	Peso	Altura	IMC	Quadro geral/ Comorbidades
Feminino	45 anos	170 kg	1,68 m	60,2 kg/m²	Nenhuma comorbidade (além da obesidade)

A paciente A. submeteu-se a uma bariátrica mais de dez anos atrás, na qual foi utilizada a técnica Fobi-Capella. Após essa primeira cirurgia, apresentou uma perda de 75% do excesso de peso e por cinco anos manteve-se com 98 kg. Sempre caminhou muito, tanto no trabalho quanto nos momentos de lazer, mas só seguiu as orientações da equipe em relação à alimentação até o segundo ano após a cirurgia.

Nove anos depois do procedimento, retornou para uma nova consulta com o cirurgião em virtude de um quadro de colelítiase (pedra na vesícula). Durante esse intervalo, além do reganho de peso também relaxou no consumo dos suplementos nutricionais – os quais, como vimos, devem ser contínuos –, bem como na realização dos exames periódicos.

Na consulta, a paciente insistiu que gostaria de refazer a bariátrica, pois apresentava uma recidiva (reganho de peso) de 69 kg. Durante a cirurgia da vesícula, no entanto, verificou-se que estava tudo em ordem com o estômago, então o cirurgião encaminhou o paciente para acompanhamento nutricional e psicológico.

A psicóloga, já na primeira consulta, estranhou a forma de a paciente beber água, entornando um copo de uma vez só. Ela afirmava que não havia problema: "sempre tomei água dessa forma e nunca me foi dito que não poderia". Comentou também que, no pós-cirúrgico, na fase de grande perda de peso, tomava água com gás e nunca teve problemas, esse hábito não a afetava muito. Porém, alguns anos depois as coisas mudaram, pois a paciente não havia se reeducado para comer menos, e sim para ingerir mais, o que levou à recidiva do peso.

A. é uma pessoa muito agradável, simpática, sempre com uma história para contar: tais histórias, no entanto, sempre faziam referências a um bom restaurante, a algum lugar com uma comida especial... Embora mantivesse assiduidade nas sessões, as conversas sempre acabavam na descrição dos pratos que fazia em casa ou nos restaurantes que havia frequentado, com cardápios altamente calóricos. Mantinha-se oscilando entre três quilos a mais ou a menos. Quando surgia a questão dos velhos hábitos, concordava que precisava mudar, mas sempre com a ressalva de que "perto do que comia antes da cirurgia, hoje comia muito pouco". Era difícil aceitar que, mesmo com porções menores, continuava exagerando.

Certo dia, A. anunciou que iria viajar e, depois disso, não retornou mais à clínica, tendo possivelmente buscado outra equipe que estivesse disposta a reoperá-la. O problema desta paciente, como acontece com muitos, é que ela esperava perder muito peso e acabou por reganhar, acreditando que apenas a cirurgia bastava. Agora, insistia numa nova cirurgia como forma de resolver o reganho de peso, sem considerar que foram seus hábitos que a levaram a esse retrocesso.

Realmente, com a cirurgia, espera-se que o paciente perca entre 70 e 80% do excesso de peso, o que não quer dizer que essa porcentagem se manterá para sempre. Como vimos ao longo do livro, a cirurgia não cura a obesidade, e a perda de peso depende da forma de se conduzir no dia a dia. As mudanças de hábito são fundamentais, visto que, caso o paciente opte por refeições hipercalóricas, o volume pode ser pequeno, porém as chances de engordar continuam enormes.

Outro ponto importante está no fato de o paciente aprender a comer, pois, com aproximadamente três anos de procedimento, várias comidas que antes não eram bem ingeridas passam a "descer" mais facilmente, e se os hábitos alimentares não estiverem corretos, o reganho de peso é quase certo.

A falta de exercícios físicos também contribui para o reganho de peso – em geral, esta paciente já não praticava nenhuma atividade, seja por não ter o hábito, seja pelo medo de se machucar.

É comum que os pacientes queiram achar um "culpado" pelo reganho de peso, e a primeira linha de pensamento é pensar que "a cirurgia não funcionou". Na grande maioria das vezes, porém, não é difícil notar que eles perderam peso e não reconhecem que foram reganhando aos poucos. Assim, muitas pessoas retornam ao cirurgião esperando que haja outra técnica para solucionar os danos. Mesmo sabendo que provavelmente não ocorreu um problema técnico, os médicos costumam solicitar alguns exames (como a endoscopia e possivelmente um estudo contrastado do esôfago e do estômago), apenas para confirmar se está tudo certo, e orientar os pacientes a procurar a psicóloga e nutricionista, além de realizar exercícios físicos – o que comumente faz com que eles saiam um pouco frustrados da consulta.

Raras são as ocasiões em que nos deparamos com equívocos cirúrgicos ou erros técnicos. Em geral, pode haver um discreto alargamento da anastomose entre o estômago e o intestino ou mesmo alargamentos de câmara gástrica (isto é, do estômago operado). Esse motivo leva os pacientes e alguns médicos a procurarem alternativas, como procedimentos endoscópicos e até mesmo cirurgias revisionais, porém se os pacientes não melhorarem os hábitos alimentares e não se regrarem, de nada adianta. Ou seja, se o paciente driblou a primeira cirurgia, o mesmo deverá se repetir na segunda, se esta vier a ser realizada.

Caso 2: Paciente **diabético**

DADOS NO INÍCIO DO TRATAMENTO					
Sexo	Idade	Peso	Altura	IMC	Quadro geral/ Comorbidades
Masculino	54 anos	101,5 kg	1,69 m	35 kg/m²	- Diabetes tipo 2 - Hipertensão

Quando iniciou a preparação para a cirurgia bariátrica, o paciente B. era diabético, estando medicado com insulina e dois comprimidos diários para o controle glicêmico (ambos de alta dosagem). Alguns anos antes quase havia perdido a visão em função do diabetes, mas tratou-se e, por estar no início do processo, conseguiu se recuperar.

Sua família tinha um histórico médico nada invejável: vários dos irmãos eram obesos e alguns primos haviam falecido de infarto do miocárdio, o que já demonstrava uma tendência genética a desenvolver tanto a obesidade quanto os problemas cardíacos.

B. apresenta um comportamento calmo e compreensivo. Tem boa relação com a família (é casado e tem dois filhos) e hoje está aposentado, fazendo alguns trabalhos externos.

B. considera-se um beliscador, que come de tudo: embora consuma doces esporadicamente, segundo suas próprias palavras, costuma beliscar muito ao longo do dia, com alimentos salgados e calóricos (como pão, bolacha, queijo), carne vermelha (gosta de um "churrasquinho"), além de muitas frituras (como coxinhas e pastéis).

De início, o paciente demonstrava certa ansiedade e até contrariedade em relação à cirurgia por seu caso ser "diferente" dos bariátricos típicos, que procuram o tratamento em virtude da obesidade – isso porque ele não chegava a ser um obeso mórbido, apenas "tinha uma barriga", que não o incomodava. Além disso, no início das conversas sobre o processo, disse estar preocupado em "não emagrecer demais", pois não queria ficar com uma aparência de doente, já que ocupava postos de comando na empresa em que trabalhava e, por isso, tinha uma preocupação com sua imagem.

Porém, B. recebeu a recomendação médica para submeter-se à cirurgia em função de sua alta dosagem de insulina, muito acima do normal, o que implicava graves riscos para sua saúde.

O paciente então realizou a cirurgia, obteve uma perda inicial de peso importante e hoje em dia não faz mais uso de insulina. No entanto, após se aposentar, admite que tem mais chances de ficar beliscando, já que passa mais tempo em casa. Pretende voltar a fazer exercícios físicos como uma forma de evitar os velhos hábitos e de trocar as refeições regulares por frituras e outros alimentos "proibidos".

Como vimos, tanto o tratamento clínico da obesidade quanto o do diabetes exigem uma dieta, bem como mudanças comportamentais, prática de atividades físicas e, em muitos casos, uso de medicações (com uma ou mais unidades de comprimidos). As duas doenças podem retornar caso o paciente aumente novamente de peso. A cirurgia apresenta-se como um bom método para o tratamento de ambas, melhorando os níveis glicêmicos.

Algumas questões, porém, precisam ser bem analisadas antes da decisão pela cirurgia, como a "durabilidade" de seus efeitos, se o método é seguro a longo prazo, a qualidade de vida e os efeitos do procedimento em outros órgãos.

O principal objetivo da cirurgia bariátrica em pacientes diabéticos é o controle da glicemia, pois sabemos que a grande batalha desses pacientes está nos picos de hiperglicemia ou mesmo de hipoglicemia, que realmente lesam os órgãos. No início dessa prática, não se sabia se a melhora dos mecanismos de controle glicêmico se dava pela perda de peso, pelas alterações anatômicas causadas pelo procedimento cirúrgico ou por algum outro fator que acontecia no pós-operatório; só se sabia grosseiramente que o obeso com indicação cirúrgica e que apresentasse diabetes, após a bariátrica, melhorava ou até mesmo não necessitava mais utilizar medicações meses depois do procedimento. Atualmente, sabemos que o resultado é devido à mescla de tudo isso e que esse controle dos níveis de glicemia no sangue do paciente operado ocorre antes de ele perder uma quantidade significativa de peso.

Vários são os tipos de cirurgia que podem ser utilizados em pacientes diabéticos e, quando comparadas entre elas, algumas das técnicas podem apresentar melhores resultados. Na literatura médica, existem vários artigos sobre esse assunto e diversos são os trabalhos que reforçam que os controles glicêmicos dos pacientes diabéticos submetidos ao tratamento com cirurgia do tipo bypass gástrico são superiores aos de pacientes submetidos à gastrectomia em manga e aos tratamentos clínicos medicamentosos. No entanto, o paciente e a equipe precisam ficar atentos quanto à interpretação dos resultados dessa literatura, tomando cuidado para não generalizar, uma vez que os resultados podem ser diferentes.

Caso 3: Paciente **"beliscadora"**

DADOS NO INÍCIO DO TRATAMENTO					
Sexo	Idade	Peso	Altura	IMC	Quadro geral/ Comorbidades
Feminino	54 anos	103 kg	1,55 m	44,5 kg/m²	Nenhuma comorbidade (além da obesidade)

Oito anos atrás, a paciente C. havia se submetido a uma bariátrica na qual foi usada a técnica de bypass gástrico em Y de Roux. Com apenas um ano de cirurgia, C. passou de 103 para 69 kg, padrão que conseguiu manter por seis anos. Mas, com um perfil compulsivo de beliscador, após esse período a paciente cedeu aos velhos hábitos e abandonou a disciplina que vinha apresentando até então. C. é um caso típico de reganho tardio, quando antigos comportamentos começam a se reinstalar se não houver a necessária vigilância por parte do operado.

De acordo com o que contou nas consultas, sempre que está nervosa ou ansiosa, sente vontade de beliscar. Apesar de se alimentar bem nas refeições regulares, foi recuperando o hábito de comer enquanto faz outras coisas, como trabalhar, demonstrando preferência por biscoitos e bolachas, itens típicos do perfil beliscador. Com o casamento equilibrado e as condições gerais de vida estabilizadas, nesse caso o retorno do impulso beliscador não foi provocado por uma causa externa ligada ao estresse, mas sim por descuido, isto é, uma volta ao velho prazer de sempre estar mastigando alguma coisa.

Quando retomou o tratamento psicológico, a paciente apresentava-se bastante emotiva, com a sensação de ter falhado, pois começou a reconhecer sua falta de controle sobre o comportamento compulsivo. Essa culpa teve de ser trabalhada juntamente da atuação da nutricionista para um novo processo de reeducação alimentar, objetivando a mudança de seus padrões diários de ingestão.

Sob o aspecto psicológico, a paciente apresenta um transtorno de ansiedade que interfere de forma grave no seu processo de perda de peso. Começou a apresentar crises de insônia, que levaram ao uso de medicação psiquiátrica (indutor do sono). Uma vez normalizado seu sono, porém, começou a ter crises de palpitação e taquicardia, sintomas que voltaram a elevar seus níveis de ansiedade, provocando o comportamento beliscador. Esse ciclo vicioso foi responsável pelo reganho de peso, sem que a paciente conseguisse se estabilizar.

Ou seja, nem sempre os pacientes conseguem manter seu peso ideal, já que fatores emocionais podem interferir na regularidade do tratamento. Nesses casos, o suporte psicológico mostra-se bastante importante para que consigam trabalhar suas questões pessoais, evitando que elas ocasionem os comportamentos capazes de impactar negativamente na manutenção do peso.

Caso 4: Paciente com **anorexia nervosa**

DADOS NO INÍCIO DO TRATAMENTO					
Sexo	Idade	Peso	Altura	IMC	Quadro geral/ Comorbidades
Feminino	40 anos	30 kg	1,58 m	12 kg/m²	Desnutrição grave

O primeiro contato que tivemos com a paciente D. foi quando ela se encontrava internada em razão de um severo quadro de desnutrição, com recomendação de acompanhamento psicológico. Quando a psicóloga entrou no quarto, a paciente estava no banheiro e a parente que a acompanhava logo comentou que ela estava muito magra e que não deveria ter feito a cirurgia bariátrica.

Por trabalhar na área de saúde, a paciente tinha acesso fácil a medicações como laxantes, cujo uso justificava alegando ter um intestino preguiçoso. Afirmava, ainda, sentir dores abdominais, ter muitos gases e episódios de evacuação líquida de quatro a cinco vezes ao dia. Perguntada sobre o acompanhamento prévio por uma equipe multidisciplinar, a princípio a paciente negou, mas depois se lembrou de ter passado por uma psicóloga para obter um atestado. Em relação ao histórico de perda de peso, relatou que era obesa mórbida, com IMC de 42,4 kg/m² e que, após a cirurgia, conseguiu perder muito peso, chegando a pesar 47 kg no primeiro ano. Era seu "peso ideal" (sua meta) e achava-se muito bonita na época.

Casada e com uma filha pequena, trabalhava muito e tinha pouco tempo para almoçar, por isso acabava comendo somente uma fruta ou tomando uma sopa, mas em casa procurava se alimentar melhor, já que cozinhava alimentos saudáveis para a filha. O relacionamento com o marido, no entanto, parecia ter se abalado após a cirurgia, pois ambos trabalhavam, foram se distanciando e, após seu emagrecimento exacerbado, o marido passou a ter medo de machucá-la.

No dia seguinte à primeira consulta, a paciente estava contrariada por ter de receber alimentação parenteral, insistindo que se alimentava bem e que não precisava desse tipo de prescrição. A terapia nutricional havia sido prescrita para um período de no mínimo dez dias, e a resistência da paciente complicava o quadro. Assim, marcamos uma nova sessão para um horário em que não houvesse visitas ou interrupções, a fim de discutir a situação mais claramente.

Nessa próxima consulta, a paciente chorou muito, desabafando sobre as questões pessoais que a preocupavam. Considerava importante fazer uma terapia e disse que gostaria de continuar o atendimento após a alta hospitalar; mas que estava ansiosa para sair do hospital. D. havia ganhado 5 kg desde o início da internação graças ao monitoramento da alimentação e ao uso de suplementos; porém, ainda se encontrava com apenas 35 kg e, mesmo demonstrando compreender a gravidade da situação, dava indicações de que pediria alta, o que foi feito pela família logo em seguida – apesar das tentativas, por parte da equipe, de convencê-las acerca da necessidade do tratamento. A paciente insistia que iria se cuidar fora do hospital e que conseguiria recuperar seu peso ideal. Não houve maneira de mantê-la internada.

Após a alta, ela chegou a comparecer a algumas sessões com a psicóloga, porém não se consultou com a nutricionista e depois deixou de fazer contato.

Como vimos anteriormente, um dos dilemas da cirurgia bariátrica é a possibilidade de o paciente sair de um quadro de obesidade (graus II ou III) e chegar à desnutrição, ou seja, o outro lado da linha. A diarreia apresentada na grande maioria dos pacientes desnutridos em geral é em decorrência da própria desnutrição, mas, nesse caso específico, o uso de laxante pode ter ocorrido de forma escondida.

Quadros de desnutrição pós-operatória, quando presentes, muitas vezes necessitam de uma abordagem agressiva para trazer o paciente a um controle nutricional. Sabemos que, na grande maioria das vezes, as cirurgias atuam diminuindo a câmara gástrica e reduzindo o trajeto de absorção dos alimentos. A via fisiológica para a alimentação é o trato gastrointestinal, mas, na condição após a cirurgia por bypass em Y de Roux, essa via está prejudicada. Então, a alternativa ideal para tratar a desnutrição é a nutrição via parenteral, ou seja, ofertando pela veia mais calorias e nutrientes a fim de recuperar o organismo. Ao receber esse tipo de alimentação, a preocupação dos pacientes é engordar – contudo, uma parte do peso adquirido, além da incorporação dos nutrientes, ocorre em virtude da retenção de água, que é eliminada pelo organismo após o término do tratamento nutricional.

A nutrição parenteral, no caso dessa paciente, necessitaria ser infundida no período mínimo de dez dias para obtermos bons resultados. A internação seria, portanto, para garantir um acompanhamento nutricional estreito, visando à melhora do estado geral em um curto período de tempo e, posteriormente, servindo de base para o reinício do acompanhamento multidisciplinar.

Caso 5: Paciente com **complicações cardíacas**

DADOS NO INÍCIO DO TRATAMENTO					
Sexo	Idade	Peso	Altura	IMC	Quadro geral/ Comorbidades
Masculino	51 anos	151 kg	1,79 m	42,2 kg/m²	- Cardiopatia - Esteatose hepática - Apneia

"Quando ouvi do cardiologista que tudo o que ele poderia fazer já tinha sido feito, compreendi que a bariátrica era minha única e última esperança."

Foi com essa declaração dramática que E. resumiu a situação-limite em que se encontrava ao ser encaminhado pela equipe da cardiologia para a fila da cirurgia bariátrica. Ele havia sido diagnosticado com um problema congênito no coração quando ainda era bebê e, depois de adulto, emagrecer havia se tornado uma questão de sobrevivência.

E. iniciou sua preparação para a bariátrica com seis meses de antecedência. Relatou que nunca fora uma criança obesa, mas que foi aumentando de peso conforme a idade avançava. Sempre fora um menino mimado pela família, tanto por ser o caçula quanto pelo problema cardíaco. Lembra que, quando ficava nervoso, costumava até vomitar. Por volta dos 12 anos, começou a engordar de forma consistente: gostava muito de comer e, em virtude dos problemas no coração, foi dispensado de fazer educação física. Mesmo aparentando calma, reconhece que descontava seus estresses e ansiedades na comida.

No pré-operatório, E. temia que algo de errado acontecesse, pois a cirurgia havia se tornado mais grave em função da cardiopatia e das demais complicações de saúde que foram constatadas em exames, como problemas no fígado. Estava preparado para enfrentar até mesmo uma UTI cardíaca, mas não tinha alternativa, pois continuar obeso também significava um risco concreto de morrer.

A operação correu bem, e E. chegou a perder 33 kg em apenas 24 dias. Porém, depois de emagrecer, acabou abandonando a dieta com um ano da cirurgia, o que resultou em problemas para manter o peso e em um processo rápido de reganho. Como dito anteriormente, o problema para o paciente bariátrico – e para a maioria das pessoas – em geral não é necessariamente perder peso (todos perdem), e sim mantê-lo. Sabemos que os melhores resultados são encontrados quando os pacientes associam, após a cirurgia, acompanhamento nutricional, exercícios físicos e, em casos pontuais, o acompanhamento psicológico.

Após uma perda de peso volumosa, é comum que o paciente tenha uma "injeção de ânimo" e inicie uma vida social mais atribulada, na qual, porém, acaba perdendo o foco. Esse é um dos maiores motivos para a "luta" com a perda de peso, que, no caso de E., em virtude dos problemas cardiológicos, poderia ficar ainda mais limitada, já que não havia como contar com a prática de determinadas atividades físicas.

Uma das causas de reganho de peso nos pacientes operados é a alimentação hipercalórica, com alimentos ricos em açúcares e carboidratos. Dependendo do tipo de procedimento cirúrgico realizado, o paciente pode reganhar peso mais facilmente, pois não apresenta determinadas alterações fisiológicas, como a síndrome de dumping. Neste caso específico, E. foi submetido à gastrectomia vertical, que, apesar de restringir a quantidade, não cria tantas dificuldades para se alimentar com açúcares.

Provavelmente, se o ciclo de reganho de peso não for bloqueado, o paciente é um sério candidato a uma cirurgia revisional para mudar a tática e o método cirúrgico. Vale lembrar que, para pacientes que apresentavam doenças mais sérias no pré-operatório e que melhoraram com a perda de peso, no caso de reganho, todas as doenças que existiam antes da cirurgia podem retornar, o que aumenta o risco numa eventual mudança de tratamento, como uma possível reoperação.

Caso 6: Paciente com **TOC e anorexia**

DADOS NO INÍCIO DO TRATAMENTO					
Sexo	Idade	Peso	Altura	IMC	Quadro geral/ Comorbidades
Feminino	55 anos	109 kg	1,55 m	44,5 kg/m²	- Diabetes - Hipertensão - Artrose

A paciente F. apresentava um histórico de obesidade desde a infância: segundo seu relato, havia sido "um bebê grande" e aos 7 anos já pesava 47 kg. Aos 11 foi a um endocrinologista já pesando 62 kg. Tentou seguir várias dietas com redução de calorias ao longo da vida; mas, depois de adulta e ainda insatisfeita com o resultado, procurou um médico que lhe receitou fórmulas inibidoras de apetite e assim conseguiu seu melhor peso ao longo dessa extensa batalha contra a balança: 82 kg. Ela conseguiu manter esse padrão por alguns anos, mas acabou reganhando peso, o que a levou a decidir pela cirurgia bariátrica.

Durante o pré-operatório, passou por todo o processo exigido pelo convênio, mas, após a cirurgia (técnica de Fobi-Capella), não fez o devido acompanhamento de troca de dieta com a nutricionista, pois morava fora de São Paulo e não tinha como manter contato com a equipe. Seis meses depois do procedimento, retornou pesando 70 kg. Alguns meses depois, no entanto, foi internada com 60 kg e um quadro grave de diarreia. Em seguida, exatamente um ano após a cirurgia, foi internada novamente, dessa vez pesando 47 kg, com suspeita de anorexia nervosa.

Na primeira consulta durante a internação, recebeu a psicóloga já com as seguintes declarações: "estou com anorexia e tenho TOC!". Indagada sobre sua cirurgia e sobre as razões da internação, a paciente afirmou que conseguia se alimentar, mas que comia pouco e que sempre que ficava nervosa ou ansiosa tinha diarreia. E novamente enfatizava: "eu tenho TOC por limpeza".

De fato, a enfermeira já havia relatado que a paciente havia criado diversos problemas com suas infindáveis exigências: troca de roupa de cama, troca de toalhas a todo o momento, desinfecção do quarto e, por fim, a demanda por um quarto particular. Informada sobre as normas do hospital, mesmo pouco à vontade, F. "tentou aceitar" a situação. Além disso, demonstrava muita resistência para se alimentar, e também foi relatado que ela escondia as sobras do café da manhã nas gavetas do seu armário.

Ainda assim, diariamente a equipe recolhia o "Recordatório Alimentar de 24 horas", ferramenta que nos auxilia a avaliar se o paciente come de acordo com suas necessidades nutricionais, e no caso de F. este se apresentava muito satisfatório. Portanto, claramente havia algo errado! Como a paciente comia bem e não melhorava seu estado nutricional?

Esse comportamento foi trazido à tona na sessão de psicoterapia, e a paciente declarou que guardava os alimentos para doar, pois tinha pena de jogar fora: desde pequena sua mãe exigia que ela "raspasse o prato", pois era pecado jogar comida fora (essa é uma explicação recorrente entre pacientes bariátricos). Além disso, ela já mantinha o comportamento de guardar comida antes da operação, quando era obesa: F. se lembra de que escondia doces quando estava em alguma dieta, pois tinha medo que sua mãe descobrisse que estava comendo algo indevido. E esse comportamento a deixava bastante triste depois.

Nas conversas seguintes, a paciente também demonstrou ter comportamentos compulsivos em relação a outras coisas, como compras: F. relatou ter um quarto cheio de eletrodomésticos que sequer tirou das caixas. Quando não conseguia dormir de madrugada, ligava a TV e fazia compras por telefone ou pelo computador, adquirindo vários objetos em modelos e cores diferentes. "Antes, quando estava triste por ter comido algo, eu comprava roupas, sempre três números abaixo do meu tamanho, para usar quando emagrecesse. Mas, como nunca emagrecia, acabava doando tudo no final do ano", ela explica. Após a cirurgia, esse comportamento se agravou, pois passou a fazer compras para evitar comer de madrugada.

A cirurgia clássica de Fobi-Capella, além da realização do desvio do intestino em uma bolsa gástrica pequena, utiliza um anel inelástico na pequena câmara confeccionada, com o intuito único de retardar o esvaziamento gástrico e assim prolongar o tempo de saciedade. Se não mudarem os hábitos alimentares, alguns pacientes podem apresentar desconforto ao se alimentar e assim pedir para retirar o anel. Sabemos que os pacientes que utilizam o anel apresentam maior perda de peso e tal redução é mantida por maior período de tempo. No entanto, a paciente em questão apresentou, após um ano de cirurgia, uma perda de peso exacerbada. Em consultas, a equipe médica chegou à conclusão de que seria mais interessante retirar o anel por videolaparoscopia a fim de melhorar sua qualidade alimentar. Para nossa surpresa, no entanto, mesmo após a retirada do anel, a paciente continuou a apresentar os mesmos sintomas de vômitos e dificuldade para comer. Isso ocorreu em virtude do quadro clínico da anorexia, cujo tratamento psicológico é de longo prazo e vai investigar o histórico pessoal que eventualmente contribui para o quadro. Mas, num primeiro momento, a abordagem foi médica e nutricional.

Caso 7: Paciente com **abuso de álcool**

DADOS NO INÍCIO DO TRATAMENTO					
Sexo	Idade	Peso	Altura	IMC	Quadro geral/ Comorbidades
Feminino	26 anos	117 kg	1,60 m	45,7 kg/ m^2	- Hipertensão - Esteatose hepática - Apneia

Nosso primeiro contato com a paciente G. se deu quando ela buscava esclarecimentos sobre as técnicas cirúrgicas realizadas para o tratamento da obesidade e também porque gostaria de ouvir a opinião de um médico especialista. A paciente tinha, na ocasião, 26 anos e seu IMC era de 45,7 kg/m^2, apresentando também diversas comorbidades, o que levava a um diagnóstico de obesidade mórbida. Considerando as inúmeras tentativas prévias e frustradas da paciente para perder peso, podemos afirmar que ela tinha todas as condições favoráveis para uma indicação à cirurgia bariátrica.

Durante a anamnese, foram relatadas duas cirurgias anteriores: uma amigdalectomia (retirada das amígdalas) e uma turbinectomia.[1] Após sete meses de consultas médicas e exames específicos, e de posse dos laudos de outras especialidades necessários para a liberação da cirurgia, a bariátrica foi então marcada, e a técnica escolhida foi a do bypass gástrico em Y de Roux.

A cirurgia transcorreu isenta de intercorrências, porém, a paciente foi encaminhada para a UTI no pós-operatório imediato por apresentar importante falta de ar. Se o paciente não apresenta intercorrências, sua alta hospitalar pode acontecer até o 3º dia pós-operatório. Porém, nesse caso, a internação prolongou-se até o décimo dia após a cirurgia por suspeitas de fístula e tromboembolismo pulmonar, que, no entanto, não foram demonstrados.

Os acompanhamentos multidisciplinares após a alta hospitalar foram frequentes e positivos até o início do ano seguinte, momento em que a paciente pesava 75 kg. Porém, ela começou a apresentar fortes dores abdominais, e por duas vezes foi sozinha ao pronto-atendimento. Havia suspeita

[1] Retirada parcial de estruturas nasais, realizada concomitantemente à correção de desvio de septo, a fim de promover o aumento da passagem de ar pelo nariz.

de hérnia interna (evento esporádico que pode ocorrer após a cirurgia e que pode ser corrigido por meio de outro procedimento cirúrgico), mas a paciente era enfática ao dizer que não queria ser internada novamente e tampouco operada, de forma que acabou sendo liberada após avaliação criteriosa e orientação.

Em outubro do mesmo ano – ou seja, um ano e três meses após a cirurgia –, as queixas abdominais já não existiam mais, mas foram observadas algumas deficiências nutricionais (como ferro, ferritina e vitamina B-12) nos exames laboratoriais apresentados durante consulta médica, além de relatos de queda de cabelo acentuada e sedentarismo. A paciente estava pesando 70 kg. As reposições nutricionais foram prescritas, e as reorientações sobre alimentação correta e prática de atividade física foram triplicadas.

A paciente passou, então, a abandonar aos poucos o acompanhamento da equipe, aparecendo para a próxima consulta somente depois de um ano. O que lhe incomodava, agora, eram as hipoglicemias pós-prandiais (ou seja, após as refeições); contudo, não percebíamos alterações na anamnese que justificassem esse quadro. Reorientamos e solicitamos exames, mas, de novo, a paciente não retornou para o acompanhamento.

O próximo contato ocorreu no pronto-atendimento quase um ano depois, dessa vez acompanhada pelo pai. Para a surpresa da equipe, o diagnóstico era pancreatite após uso abusivo de bebidas alcoólicas. Porém, novamente veio a insistência nos pedidos de liberação hospitalar, dessa vez com a justificativa de que teria a festa de uma grande amiga e que esta não poderia ser cancelada. Alguns dias após a comemoração, a paciente compareceu à consulta médica com 4 kg a mais, novas queixas de hipoglicemia após as refeições e alguns questionamentos sobre a ingestão de bebidas alcoólicas, como se buscasse uma resposta positiva dos médicos acerca desse consumo, sem sucesso.

A nova consulta ocorreu apenas seis meses depois. Durante a avaliação em consultório, observou-se que a paciente apresentava ganho de mais 3 kg e relatou a ingestão frequente de bebidas alcoólicas, além de não praticar atividade física e demonstrar franca irritação ao mencionar as preocupações do pai com sua saúde e com o consumo de álcool.

Esse tipo de comportamento dos pacientes, que tenta "mascarar" os erros em relação ao que é orientado pela equipe alegando que "só um pouquinho pode" ou "é só de vez em quando", ou ainda que "não há abuso, o pouco que eu bebo/como não interfere no tratamento", pode ser muito prejudicial, uma vez que a perda do controle começa a ocorrer muitas vezes sem que o paciente se dê conta.

Além do reganho de peso e dos efeitos prejudiciais do álcool no organismo, este caso coloca em destaque, uma vez mais, a importância do acompanhamento da equipe multidisciplinar.

Caso 8: Paciente com **problemas no relacionamento afetivo**

DADOS NO INÍCIO DO TRATAMENTO					
Sexo	Idade	Peso	Altura	IMC	Quadro geral/ Comorbidades
Feminino	25 anos	135,7 kg	1,68 m	48,08 kg/m²	Nenhuma (além da obesidade)

Nas sessões do pré-operatório, a paciente H. sempre se mostrou simpática e bem-humorada, mas bastante discreta em relação à sua vida pessoal. A família de H. não morava na mesma cidade e ela não fazia muitos comentários sobre seus amigos ou sobre a vida social. Comentou que trabalhava bastante e não tinha muito tempo livre para sair.

Já na última sessão de avaliação com a psicóloga, a paciente demonstrou interesse em continuar as sessões, pois estava em um relacionamento que apresentava dificuldades e tinha dúvidas se deveria continuar com a companheira após a cirurgia. Desabafou que estava naquele relacionamento havia alguns anos e que desde então não saía, não revia os amigos, não visitava a família... A relação era boa no início, mas com o passar do tempo ela muitas vezes se sentia refém da companheira e de sua baixa autoestima.

A bariátrica correu bem, sem intercorrências. No acompanhamento pós-cirúrgico, a paciente perdera 9 kg em 14 dias e, na consulta com a psicóloga, ela declarou se sentir mais leve, mais bonita e bem mais animada. Porém, isso estava causando problemas com sua parceira. Sentia que ficara enclausurada dentro desse namoro: os pais da paciente não sabiam de sua relação homossexual, e o mesmo ocorria com a namorada e sua família, de forma que ambas evitavam sair em público, fazer passeios ou ter outros casais de amigos para compartilhar ocasiões sociais. A relação baseava-se em namorar e cozinhar os jantares juntas, o que, no entanto, além de contribuir para sua situação de obesidade, fazia com que a paciente ficasse cada vez mais isolada e triste.

Depois da sessão em que relatou essa insatisfação, H. começou a sair para passear com mais frequência, além de retomar o contato com os amigos e participar de outras atividades comuns a pessoas de sua idade, como viajar, ir ao cinema, dançar. Seu relacionamento, no entanto, não suportou essas mudanças e acabou chegando ao fim.

Apesar de triste, pois foram muitos anos de sua vida, H. se sentia confiante de que o término foi melhor para ambas. Sua autoestima estava ótima e sua libido havia melhorado muito. Segundo a própria paciente, passou a ter mais vontade de sair e ver os amigos, de se arrumar, pois passou a se sentir bonita como nunca achou que seria possível. Depois de algum tempo, ela reencontrou uma pessoa que a fez reconhecer que poderia ser feliz, namorar, fazer planos, sonhar com mudanças na vida pessoal e profissional. Chegou também a se abrir com seus pais a respeito da homossexualidade.

Todas essas mudanças ocorreram ao longo dos primeiros anos após a cirurgia, quando seu peso reduziu de 135 para 82 kg. H. seguiu fazendo exercícios e mantendo a dieta prescrita pela nutricionista, cultivando também novos relacionamentos e atitudes. Em resumo, elevou sua autoestima e assumiu controle de sua vida, tanto no plano pessoal quanto profissional.

Caso 9: Paciente **adolescente**

DADOS NO INÍCIO DO TRATAMENTO					
Sexo	Idade	Peso	Altura	IMC	Quadro geral/ Comorbidades
Feminino	18 anos	109 kg	1,65 m	40,1 kg/m²	Nenhuma (além da obesidade)

Na avaliação para uma possível cirurgia bariátrica, a paciente, de apenas 18 anos, relatou o episódio que deu início ao seu sofrimento pelo fato de estar obesa: "sempre gostei de me arrumar, maquiar o rosto, usar uma roupa nova. Certo dia, ao sair do banheiro da escola, percebi algumas colegas rindo e falando baixo, exatamente para que eu não pudesse ouvir. Sim, eu era o motivo daqueles risos e comentários. No mesmo momento me senti desorientada e humilhada, passei a não conseguir mais olhar minha imagem no espelho. Era como se me cuidar ou me maquiar não fizesse mais o menor sentido, afinal, eu era gorda e nada que eu fizesse poderia mudar esse fato".

A esse primeiro episódio se acrescentaram outros, que levavam a paciente a ter o impulso de querer voltar correndo para casa, sair dali, desaparecer. Ela também sentia que estava cheirando mal e chegou a brigar com os pais por causa disso: "eu cheirava minhas roupas e tinha certeza de que estava fedendo. Meus pais, desesperados, asseguravam que não, que não tinha nada errado comigo ou com minhas roupas. Mas não tinha como acreditar neles, pois eram meus pais, então eu achava que estavam ocultando a verdade de que eu realmente cheirava mal e por isso todos riam de mim".

Essa paciente teve seu primeiro contato com a terapia aos 16 anos, quando passou por algumas sessões e foi então encaminhada para se submeter a uma dieta orientada. Começou também a frequentar aulas de jazz e zumba. Tanto a terapia quanto a dieta e a atividade física foram interrompidas em pouco tempo e, cerca de um ano depois, ela retornou à terapia já com o propósito de fazer a cirurgia bariátrica. Na ocasião, além das avaliações iniciais, foram realizadas sessões com os pais, que, depois de conhecer as implicações do procedimento, mostraram-se de acordo. Em função da pouca idade e do fato de a paciente ainda se sentir insegura para dar um passo tão radical, a orientação foi para que a terapia tivesse sequência por mais alguns meses, além de ser passada uma dieta com acompanhamento nutricional, que resultou na perda de 6 kg.

Além do quadro de obesidade que a mantinha com quase 110 kg, com apenas 18 anos e 1,65 m de altura, a paciente apresentava uma destacada fragilidade emocional. Nas situações que se sucediam a episódios negativos, comia doces durante o dia todo, deixando o quarto repleto de embalagens de chocolates e balas. Não saía mais de casa e, sintomaticamente, não tomava banho. A rigor, não havia mais qualquer traço de autoaceitação, e as consequências das opiniões alheias eram simplesmente devastadoras.

Antes de iniciar a terapia, mergulhada em um quadro de profunda depressão, a paciente resistiu à ideia de ter que voltar a falar sobre o assunto com o psicólogo, de ter que sofrer tudo novamente; mas acabou concordando com o tratamento. Permaneceu calada durante as primeiras sessões e só aceitou fazer alguns desenhos, por insistência do psicólogo. Na ocasião, ela afirmou sobre si mesma: "gordura é pesado, é 'relaxo', falta de cuidado e higiene". Costumava chorar copiosamente durante as sessões, e seu nível de sofrimento era evidente.

A obesidade na infância e na adolescência é um quadro grave e complexo. A depressão instalada assemelha-se em muito ao quadro do adulto, visto que as frustrações, as expectativas e as atitudes são muito semelhantes.

Este é um exemplo de caso em que os problemas psicológicos eram decorrentes da obesidade, e não sua causa, como ocorre em outras situações. Hoje, tempos depois da cirurgia, a paciente comenta com bom humor que voltou a se olhar no espelho e retomou os cuidados consigo mesma, voltando a se maquiar e a se produzir. Também voltou a sair com a amigas, melhorou sua condição no trabalho e nos relacionamentos em geral e, acima de tudo, sente que está sempre perfumada.

Caso 10: Paciente com **insuficiência renal**

DADOS NO INÍCIO DO TRATAMENTO					
Sexo	Idade	Peso	Altura	IMC	Quadro geral/ Comorbidades
Feminino	50 anos	127 kg	1,68 m	45 kg/m²	- Hipertensão - Hipercolesterolemia - Insuficiência renal - Esteatose hepática - Depressão - Lombalgia

Nas primeiras consultas, a paciente J. relatou ter sido um bebê grande (de 4,5 kg), mas uma adolescente magra, começando a ganhar peso apenas na vida adulta. Casou-se aos 32 e engravidou algum tempo depois, quando estava com 35 anos. Seu peso no início da gestação era de 80 kg (seu melhor peso até então), mas durante o processo sofreu de hipertensão, chegando ao final da gravidez com 93 kg. Relata ter perdido peso após o parto, mas anos depois teve de se submeter a uma histerectomia (remoção do útero), o que marcou o início de sua luta contra a balança. Fez diversas tentativas de perder peso, com dietas, uso de fórmulas e outros medicamentos, mas sem sucesso.

A paciente sentia muita dor na coluna em função do aumento de peso, mas não sabe explicar por que não procurou um médico. Também começou a se sentir cada vez mais triste e desanimada, entrando em um estado de depressão. Como enfrentava dificuldades para encontrar o vestuário adequado, passou a ficar em casa e a evitar compromissos. Já não queria mais sair com a filha, passear ou comparecer a eventos sociais. Quando sentia muita dor, solicitava uma medicação ao farmacêutico do bairro e aos poucos passou a fazer uso abusivo de anti-inflamatórios a cada crise de lombalgia. Chegava a tomar um ou dois comprimidos antes de dormir e também quando acordava, para que pudesse cuidar da casa.

Nesse ponto a paciente havia atingido 127 kg e resolveu procurar uma equipe para submeter-se à cirurgia bariátrica, com o propósito de recuperar a saúde, reduzir as dores na coluna e resgatar sua autoestima. Quando iniciou os exames pré-cirúrgicos, porém, um problema foi detectado: os rins não estavam funcionando a contento. Saiu do consultório mais assustada e depressiva com a notícia de que tinha apenas 20% de sua função renal.

A paciente então procurou um especialista no assunto, que determinou sua internação para fazer mais exames e iniciar a diálise. Este mesmo médico lhe indicou a gastroplastia, já que a perda de peso poderia ajudar os rins a responderem melhor à diálise. Como a paciente já tinha um interesse anterior na cirurgia, a recomendação não foi um problema.

Muitos pacientes que passam por diálise podem ser indicados para a cirurgia bariátrica, mas, como não têm como propósito inicial a perda de peso, podem reagir negativamente às restrições impostas pelo procedimento. Uma das preocupações recorrentes diz respeito à mudança nos hábitos alimentares. No caso de J., mesmo tendo a disposição de fazer a cirurgia, ela ainda se mostrava um tanto apreensiva: em uma das sessões comentou que se sentia preparada e que tinha o apoio da família, mas temia por sua filha adolescente e estava preocupada com os resultados da cirurgia, já que sua adaptação envolveria, além de uma nova dieta, a necessidade de dialisar três vezes por semana. Retomamos as conversas sobre tais inseguranças, e a paciente acabou optando pela operação.

Para pacientes com problemas renais, é de fundamental importância o estreito acompanhamento da parte nutricional, uma vez que correm o risco de desenvolver desnutrição pós-operatória. A doença renal geralmente acarreta diversas anormalidades metabólicas, como a resistência periférica à insulina, a redução na produção de vitamina D, as doenças ósseas, as alterações no metabolismo das gorduras e o agravamento de doenças intercorrentes. Sua progressão, associada à obesidade, pode resultar em desnutrição ou em risco nutricional já na fase pré-operatória. A associação de diversos parâmetros de avaliação nutricional (IMC, circunferência abdominal, dados bioquímicos, perfil de consumo alimentar, história clínica, entre outros) ajuda a identificar o tipo de desnutrição, auxiliando o(a) profissional na adequação da prescrição dietética. No caso da paciente J., foi necessário apenas corrigir uma importante deficiência de ferro antes da operação, a qual foi realizada por meio de suplementação via oral.

Sua cirurgia foi bem-sucedida, porém no pós-operatório enfrentaríamos um desafio comum e ao mesmo tempo duplo: a ingestão de proteínas. "Comum", pois, com a capacidade gástrica reduzida, em geral é difícil atingir a necessidade proteica elevada somente por meio da alimentação, sendo extremamente importante ingerir suplementos proteicos diariamente após a cirurgia; e "duplo" porque os pacientes com doença renal em tratamento dialítico necessitam ingerir bastante proteína, preferencialmente de fonte animal, e, na condição pós-gastroplastia, essa ingestão deve ser aumentada em 50%. Além disso, esses pacientes também devem controlar assiduamente certos micronutrientes, como sódio, potássio, cálcio, fósforo, vitamina D e ferro, pois seus excessos podem piorar a função renal ou os pacientes podem apresentar deficiências em razão das perdas que ocorrem durante o processo de hemodiálise – ou, ainda, podem apresentar disfunções no metabolismo desses micronutrientes.

A ingestão de calorias e de proteínas insuficientes e a dificuldade de absorção de uma série de nutrientes interferem na manutenção da massa muscular, por isso, o monitoramento laboratorial e a antropometria devem ser frequentes, a fim de averiguar se a função renal e a perda de massa magra estão dentro do esperado.

Cerca de um mês após a cirurgia, a paciente nos enviou boas notícias: uma foto na qual aparecia sorridente, vestindo uma roupa que antes não cabia. Estava pronta para comemorar o Natal com a família. Sua luta contra a depressão continuava, mas a cirurgia contribuiu muito para a melhora de seu estado geral, tanto físico quanto psicológico. Mesmo com a gastroplastia, e apesar de estar com apenas 15% de sua função renal, a paciente continuava na fila para o transplante renal e tentava se manter otimista, adaptando-se à rotina da diálise e à nova dieta.

A história de J. se soma à de muitos outros casos semelhantes entre pacientes obesos: pelo fato de apresentarem dores ortopédicas em decorrência do peso, sejam elas nas pernas, sejam nas costas, nos ombros e no pescoço, nos joelhos, etc., é muito frequente recorrerem a medicamentos sem a orientação médica, por exemplo os anti-inflamatórios. Essa classe de remédios melhora sensivelmente as dores, porém apresenta um custo elevado para a saúde do indivíduo se o uso se tornar constante; por isso, precisam ser de uso restrito, sob a correta orientação médica, do contrário podem levar ao que aconteceu no caso relatado, que é a lesão renal, podendo chegar à necessidade de diálise e até mesmo de transplante renal.

Percebam que, pelo fato de já estar obesa, J. também apresentava outro agravante para a função renal, que era a hipertensão arterial. No caso da paciente, essa hipertensão poderia ser reflexo tanto da lesão renal causada pelos anti-inflamatórios como do excesso de peso. Quando a paciente iniciou o acompanhamento, já apresentava a indicação para a cirurgia de obesidade, com IMC acima de 40 kg/m^2, acompanhada de outras comorbidades. Assim, esperava-se que, com a perda de peso, a cirurgia ajudaria a diminuir a sobrecarga dos rins, melhorando a hipertensão e assim a função renal. Vale ressaltar, no entanto, que a lesão renal não regride, de forma que a paciente ainda precisaria do transplante. Porém, sabemos que o transplante renal, quando realizado em pacientes com IMC mais adequado, apresenta maior chances de sucesso quando comparado ao de pacientes obesos, principalmente em casos de lesão aguda.

Em resumo, a bariátrica é importante para a melhora das dores musculares, beneficiando também o quadro de hipertensão e quem sabe estabilizando a lesão renal, além de proporcionar melhores condições para evitar problemas com o novo enxerto renal do transplante graças à perda de peso. Diversos estudos publicados na última década têm demonstrado que os pacientes obesos portadores de insuficiência renal são seguramente beneficiados com a cirurgia bariátrica. No entanto, é importante ressaltar que esses pacientes devem ter cuidados dobrados e seguir à risca as orientações dos profissionais envolvidos, as quais serão baseadas na técnica cirúrgica realizada juntamente do tratamento renal seguido.

Caso 11: Paciente **grávida**

DADOS NO INÍCIO DO TRATAMENTO					
Sexo	Idade	Peso	Altura	IMC	Quadro geral/ Comorbidades
Feminino	29 anos	90 kg	1,58 m	36,1 kg/m²	- Esteatose hepática - Dislipidemia - Dores articulares

A paciente K. iniciou sua preparação para a bariátrica com seis meses de antecedência. Nos exames não havia nada que chamasse muito a atenção, exceto as dores lombares e outras comorbidades comuns a pacientes obesos, como a esteatose hepática. A paciente procurou uma psicóloga fora da equipe apenas para obter o atestado, não tendo feito o acompanhamento pré-operatório. No pós-operatório, recebeu acompanhamento da psicóloga da equipe no período de internação hospitalar.

A operação transcorreu sem nenhuma intercorrência. No pós-operatório imediato, até a véspera de receber alta, a paciente estava bem, exceto por um quadro muito pronunciado de náuseas, sem, no entanto, vomitar. Os líquidos orientados passavam sem problemas. O quadro não era compatível com o pós-operatório normal, porém a paciente apresentou melhora e por isso foi liberada para voltar para casa.

Retornou ao pronto-socorro poucos dias depois, com saída de líquidos ingeridos pelo local do dreno, sem febre ou outras queixas. Como mencionado anteriormente, é rotina da equipe, durante a cirurgia, colocar um dreno no local da sutura do novo estômago. Após exames clínicos, raio-X de abdome e estudo tomográfico, diagnosticou-se uma fístula do coto gástrico, e assim foram iniciadas as manobras com jejum por boca, nutrição parenteral (exclusiva pela veia) e uso de antibióticos. Nessa época, a paciente ainda permanecia com náuseas e poucos episódios de vômitos, o que poderia estar sendo causado pelo uso de antibióticos.

Geralmente, as fístulas respondem bem e costumam fechar por completo entre sete a dez dias de nutrição parenteral além do uso correto de todas as medicações, porém, esta paciente ainda não estava dando sinais de melhora e foi quando começamos a investigar o motivo da demora em sua cicatrização. A possibilidade menos provável foi a que se mostrou positiva: a paciente estava grávida. Ela mesma havia achado estranho o atraso da menstruação, porém não havia relatado à equipe.

Dessa forma, foram repetidas as manobras clínicas para a tentativa de resolução da fístula, mas a paciente desenvolveu uma infecção por fungos, o que demonstrou o grave quadro de depressão do sistema imunológico em que se encontrava. Após um procedimento endoscópico e a troca de antibióticos para tentar solucionar o problema, a última opção seria uma nova operação para suturar o orifício da fístula.

Nesse ponto, três eram os dilemas para a saúde da paciente e para sua gravidez: primeiramente, a cirurgia bariátrica em si já apresentava riscos para ela e para o feto, conforme havia sido informada ainda na preparação; em segundo lugar, a utilização de irradiação após o diagnóstico da fístula também apresentara riscos, em virtude das medicações que potencialmente poderiam causar problemas ao feto; e, em terceiro lugar e também como um fator preocupante estava o fato de a paciente necessitar de novo procedimento operatório, o que lhe apresentava o risco de sofrer aborto. O episódio foi amplamente conversado com a paciente e com o marido, demonstrando toda a preocupação da equipe em resguardar a mãe e tentar manter a gestação. Da mesma forma, entramos em contato com o obstetra e tomamos todas as condutas necessárias.

A paciente foi então submetida a uma laparoscopia com rafia (fechamento) do orifício fistuloso. O procedimento transcorreu com tranquilidade e sem intercorrências. Em virtude do sistema imunológico muito rebaixado, a paciente só recebeu alta hospitalar quinze dias depois, com a complementação de antibióticos.

O pós-operatório da paciente, relacionado às trocas de fases de dieta oral e suplementações, já foi agressivo de início, pois visava nutrir duas vidas mesmo durante a adaptação de consistência dos alimentos. Os polivitamínicos eram dobrados, e outros nutrientes específicos necessários durante o período gestacional eram repostos de uma forma otimizada. Contudo, a demanda proteica nem sempre era atingida em virtude das dificuldades de um pós-operatório comum, potencializadas pelos enjoos e vômitos característicos do momento.

Deixamos claro que, neste caso, por muita insistência e persistência, após várias trocas de antibióticos específicos, mãe e filha tiveram final feliz. A gestação foi a termo, culminando no nascimento da bebê alguns meses depois. A preocupação maior, como dito anteriormente, diz respeito à mãe, pois a gestação em geral já leva o organismo da mulher a um alto grau de estresse, abaixando muito a imunidade e assim podendo prejudicar a cicatrização. Atualmente, a paciente está bem, mantendo suplementação vitamínica e com peso adequado à altura. No entanto, ressaltamos que o ideal é que as pacientes esperem para engravidar, pois a cirurgia aumenta muito os riscos de intercorrências na gravidez, conforme já mencionamos no capítulo III.

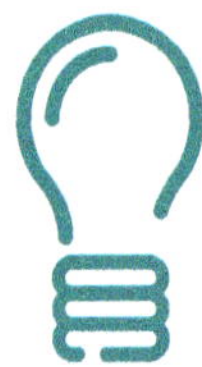

Os pacientes querem saber... (perguntas e respostas frequentes)

Questões sobre saúde

▪ Corro o risco de ter a síndrome de dumping?

Sim. Ela ocorre principalmente nos pacientes que costumam consumir doces muito concentrados, porém também pode ocorrer após uma alimentação com comidas ricas em amido, basicamente os farináceos. Entre os sintomas mais clássicos estão a taquicardia, as tonturas, a sensação de "moleza" no corpo, a sudorese, a sonolência e até mesmo o desmaio. Alguns pacientes podem apresentar apenas um desses sintomas ou mais de um, combinados.

Não há como prever se o paciente apresentará a síndrome ou não, por isso, tanto o tratamento quanto a forma de prevenir estão na alimentação regrada.

Se eu voltar a engordar, posso refazer a cirurgia?

Primeiramente, precisamos entender quais foram os motivos do reganho de peso. Na grande maioria das vezes, os pacientes apresentam problemas comportamentais, retornando aos hábitos antigos ou mesmo "driblando" a condição da cirurgia. Nesses casos, se já ocorreu esse fenômeno, é muito provável que ele aconteça novamente nas revisões ou mesmo nas conversões de métodos. Existem casos nos quais determinadas técnicas já realizadas comportam conversões, porém, se o paciente não se disciplinar, de nada adianta fazer outro procedimento – além de que uma segunda cirurgia tem chances muito maiores de apresentar complicações.

Posso reverter a cirurgia e voltar a ser o que era?

As cirurgias, em sua grande maioria, podem ser revertidas, exceto a gastrectomia em manga (sleeve gástrico), pois parte do estômago é retirada do paciente. Porém, são extremamente raros os pedidos ou indicações de reversão do procedimento, pois o próprio paciente não costuma se arrepender de tê-lo feito.

A cirurgia pode causar problemas renais?

Problemas renais podem ocorrer, principalmente no pós-operatório inicial, porém são extremamente raros. Esse é um dos motivos pelos quais insistimos para que o paciente ingira uma boa quantidade de líquidos nesse período: a perda de peso inicial é decorrente, em partes, da perda de água, pois o paciente começa a "desinchar", e sabemos que existe uma dificuldade para ingerir grandes volumes logo depois da cirurgia, porém essa ingestão é muito importante para evitar problemas renais.

Um dos melhores parâmetros para medir o controle de líquidos do organismo é a cor da urina – se estiver escura, quer dizer que a ingestão de líquidos não está adequada.

A cirurgia cura meu diabetes?

Sabemos que a obesidade pode apresentar várias doenças associadas, e o diabetes é uma delas. No caso do diabetes do tipo II, isto é, não insulinodependente, com a evolução da cirurgia de obesidade a doença pode ficar controlada ou mesmo "desaparecer", mas, se o paciente voltar a ganhar peso, ela pode aparecer novamente e o paciente volta a necessitar de medicamentos para o controle. Dessa forma, não se pode dizer que o diabetes foi curado com a bariátrica. O mesmo ocorre com o paciente que apresenta hipertensão arterial e que com a cirurgia não precisou mais usar medicação: caso volte a reganhar peso, a hipertensão reaparece.

Minha pressão arterial vai mudar?

O que se espera é que a pressão arterial melhore, pois, ao perder peso, ela tende a normalizar ou pelo menos a ficar mais controlada. O melhor período, em geral, é quando se atingem seis meses do procedimento.

No entanto, alguns pacientes hipertensos param de tomar a medicação por conta própria já no pós-operatório imediato, por acharem que a pressão já está regulada. Na verdade, nesse período ela geralmente está mais baixa porque o paciente está momentaneamente afastado de sua rotina, sem ter o estresse diário do trabalho e das demais atividades, por exemplo. Por isso, a orientação é que permaneçam com os remédios de rotina e agendem o acompanhamento com o cardiologista, que eventualmente vai acompanhar a redução de tais remédios.

Devemos lembrar, também, que caso o paciente reganhe peso, a hipertensão provavelmente vai retornar.

Corro o risco de ter câncer?

Vários estudos demonstram que a obesidade é um fator que aumenta a incidência de câncer, como o de mama, de útero e de colo uterino na mulher, e de próstata no homem, assim como câncer de intestino grosso em ambos os sexos. Dessa forma, com a cirurgia bariátrica essa incidência na verdade se torna menor.

Sempre existiu uma preocupação quanto ao estômago que fica excluso no abdome em virtude das técnicas cirúrgicas, porém, mesmo após aproximadamente trinta anos da utilização do bypass – técnica mais realizada hoje no mundo todo para a perda de peso –, raros são os trabalhos científicos importantes sobre o tema.

Já os pacientes que são submetidos à gastrectomia em manga estão mais suscetíveis a tumores de esôfago em decorrência do refluxo gastresofágico causado pelo procedimento. Caso surjam sintomas, o paciente deve procurar um médico especialista.

Vou ficar com odores corporais mais fortes, como nas axilas ou nos órgãos genitais?

Esse odor forte, principalmente na pele do abdome, pode ocorrer em virtude do excesso de pele causado pela perda de peso, podendo desenvolver uma dermatite. Com o passar do tempo, e com a perda de peso, existe uma tendência a apresentar menor sudorese e consequentemente menor odor nas axilas e nos órgãos genitais.

Vou ficar com mau cheiro na boca?

Provavelmente sim. A halitose (mau hálito) após a cirurgia é normal e ocorre por causa da alimentação restrita e baixa em calorias, principalmente nas primeiras fases de progressão da dieta.

Dizem que as fezes ficam com um cheiro muito forte. É verdade?

O odor característico das fezes é proveniente da fermentação de bactérias próprias de nosso intestino ou em casos de trânsito intestinal muito acelerado. Esse odor será mais forte nos pacientes que foram submetidos a cirurgias que mexem mais no intestino, as chamadas cirurgias disabsortivas. No caso das cirurgias mais realizadas, como o bypass gástrico e a gastrectomia em manga, o odor forte das fezes é muito raro.

Vomitar é normal?

Uma vez descartada a hipótese de problemas na cirurgia, vomitar não pode ser rotina, pois demonstra, entre outras alterações, que o paciente está fazendo "algo errado". Em geral, pode ser resultado de algum comportamento errado, como comer rápido ou em grandes volumes, não mastigar os alimentos e até mesmo comer em ambientes e situações estressantes.

Corro o risco de desenvolver algum tipo de alergia por causa da cirurgia?

É pouco provável. O que pode ocorrer é que o paciente possivelmente já tenha algum tipo de alergia – por exemplo, aos medicamentos utilizados no período em que ficou hospitalizado –, porém não sabia previamente. Outra possibilidade é o paciente ter alergia ao esmalte ou a alguns tipos de corantes que recobrem certos tipos de vitaminas, e assim apresentar problemas dermatológicos ao ingerir esses suplementos. Porém, esses fatos também são bastante raros.

Corro o risco de ter problemas de visão?

Problemas de visão podem refletir, na verdade, a falta de vitamina A – que pode ser desenvolvida caso os pacientes deixem de usar os suplementos nutricionais no pós-operatório. A perda de peso também pode ser um fator, já que, da mesma forma que a cirurgia diminui os depósitos de gordura da periferia do corpo, também pode haver uma diminuição da gordura existente atrás do globo ocular, o que acaba modificando a estrutura da visão.

Corro o risco de ter cãibras ou algum tipo de paralisia?

Sim, isso pode ocorrer em casos de deficiência ou insuficiência de vitaminas, principalmente quando os pacientes deixam de tomar ou tomam de maneira irregular as vitaminas (principalmente as do complexo B) e os demais suplementos. Alguns quadros podem acarretar sequelas permanentes.

Vou ficar mais sensível a resfriados e outras doenças?

Todo paciente recém-operado apresenta a imunidade mais baixa e assim pode ficar mais suscetível aos resfriados. Portanto, dizer que é uma consequência específica da bariátrica acaba sendo "lenda", uma vez que a grande maioria dos pacientes não apresenta esse quadro. Posteriormente, o que pode fazer com que o paciente de fato apresente mais casos de resfriados é a falta de vitaminas, caso não faça o uso correto.

Vou ficar com cicatriz?

A cicatriz é uma reação do organismo para tentar reparar uma lesão, no caso, da pele. As cirurgias em geral lesionam a pele, portanto, as cicatrizes provavelmente vão aparecer. Alguns pacientes – principalmente negros ou amarelos, por questões genéticas – geralmente apresentam tendência a desenvolver os chamados queloides ou cicatrizes mais exuberantes.

De qualquer forma, alguns cuidados devem ser tomados para amenizar a aparência da cicatriz, como evitar os banhos de sol direto, principalmente durante os seis primeiros meses de pós-operatório, além de usar protetores solares com altos índices de proteção. A utilização de cremes hidratantes também é fundamental para ter uma cicatriz melhor.

- **Além da barriga, as coxas e os braços vão emagrecer também? No caso das mulheres, os seios e o bumbum vão diminuir ou "cair"?**

Provavelmente sim. Porém, vale lembrar que a perda de peso após a cirurgia não ocorre apenas pela perda de gordura, mas também de massa magra, ou seja, dos músculos. Esse é um dos motivos pelos quais indicamos a prática de atividade física, como musculação, pois é uma forma de estimular o crescimento dessa massa magra e assim tentar minimizar os efeitos negativos da perda de peso.

No caso dos seios, esses são formados quase que exclusivamente de gordura e tecido mamário, assim, com o emagrecimento, também podem "cair" após alguns anos de cirurgia bariátrica.

Da mesma forma, após a perda de peso algumas pessoas podem não apresentar o retorno da elasticidade da pele, formando assim estrias e até mesmo "diminuindo" o bumbum. São recorrentes os casos em que tais problemas devem ser corrigidos com uma cirurgia plástica, principalmente quando há muita sobra de pele.

- **Corro o risco de ter diarreias em lugares públicos?**

Os pacientes submetidos a cirurgias bariátricas, principalmente os que seguem as orientações da equipe corretamente, não costumam apresentar esse efeito. Sabemos que alguns procedimentos podem proporcionar quadros de emergências evacuatórias, porém não a esse ponto e, caso ocorram, isso é passível de tratamento. As cirurgias que podem causar esse efeito em nosso meio são muito pouco divulgadas e realizadas.

- **Corro o risco de passar mal ou desmaiar na rua?**

Os pacientes podem, eventualmente, apresentar mal-estar no pós-operatório, mesmo aqueles com maior tempo de cirurgia, principalmente porque muitos não seguem as recomendações de ingerir líquidos ou permanecem longos períodos em jejum e até mesmo não fazem o devido acompanhamento com as equipes especializadas, as quais sempre orientam o uso rotineiro de vitaminas. O mal-estar pode surgir principalmente em decorrência da falta de algum desses cuidados.

Vou perder cabelo?

Não são todos os pacientes que apresentam essa alteração, é difícil prever. No entanto, a queda de cabelo e as unhas quebradiças são sinais de um estado de estresse que o organismo está sofrendo, então não são incomuns após a bariátrica. Geralmente, a maior perda ocorre entre o segundo e o sétimo mês de pós-operatório, por isso é importante utilizar vitaminas e até mesmo algumas outras substâncias prescritas pelo médico e pelo nutricionista para amenizar esses efeitos. Em geral, o quadro é reversível, e o cabelo volta a crescer.

Devemos lembrar também que esse fenômeno pode voltar a acontecer no futuro, principalmente se os pacientes deixarem de seguir as orientações, como de utilizar vitaminas e suplementos, que são para o resto da vida.

Vou sentir mais frio?

Provavelmente sim, por causa da perda de gordura periférica, que normalmente funciona como isolante térmico para o controle da temperatura.

Corro o risco de ter problemas nos dentes?

Esses problemas ocorrem apenas se o paciente tiver uma deficiência grave de nutrientes, principalmente cálcio e vitamina D. Vômitos frequentes (muitas vezes ao dia e constantemente) também podem prejudicar a dentição.

Minha pele pode ficar mais ressecada?

As alterações de pele após a cirurgia ocorrem principalmente em virtude de desidratação, por não ingerir a quantidade suficiente de líquidos, assim pode ficar muito ressecada. A elasticidade da pele também pode não acompanhar as alterações decorrentes da perda de peso, podendo apresentar estrias e ficar flácida, por isso recomenda-se o uso de cremes hidratantes.

- **Minha menstruação vai se alterar?**

Pode ser que sim. Pacientes mulheres podem apresentar ciclos alterados quanto a dias ou podem ter a menstruação interrompida após a cirurgia, já que, no período mais precoce de pós-operatório, o estresse do organismo pode ser um fator capaz de gerar essas alterações. Mais tardiamente, com a alteração do metabolismo de colesterol e a perda de peso, os ciclos também podem ficar desregulados, e nesse caso se faz necessária a avaliação do médico especialista (ginecologista).

Questões sobre restrições diversas

- **Posso fumar charutos ou cigarros?**

O uso de tabaco e de outros estimulantes, como café e mesmo alguns chás, acaba por aumentar a secreção ácida produzida pelo estômago e assim afetar a mucosa, propiciando a formação de gastrite e até mesmo de úlceras. Além disso, por proporcionar saciedade, essas substâncias também podem prejudicar o consumo de alimentos mais saudáveis.

- **Posso fazer tatuagem? O que vai acontecer com minhas tatuagens atuais?**

Sim, o paciente pode fazer tatuagens, a cirurgia não interfere em nada. Quanto às tatuagens já existentes, dependendo do local é possível que elas sofram modificações no formato.

Posso trabalhar sentado por muito tempo?

Permanecer sentado por períodos muito prolongados pode ser prejudicial para a postura e causar dores ortopédicas. O ideal é caminhar e exercitar um pouco as pernas, sem ficar muito tempo parado.

Posso viajar de avião?

A viagem de avião em geral está liberada após dez ou quinze dias de cirurgia. É recomendável evitar antes desse período, uma vez que a pressurização pode alterar algumas funções metabólicas.

Posso correr ou fazer academia? E andar de bicicleta?

Somente após a liberação do médico. Atividade física é importante, mas o médico que acompanha o paciente é quem deve indicar quando e qual é o melhor tipo de exercício após a cirurgia (exercícios de baixo impacto, na água, musculação, etc.).

O paciente precisa entender que, apesar de se sentir mais disposto, ele ainda pode estar muito pesado para exercícios radicais, correndo o risco de sofrer lesões ortopédicas e com isso ficar afastado das atividades por mais tempo – o que, por sua vez, vai diminuir a perda de peso. Para os chamados esportes radicais, a prudência é o melhor remédio. É importante que esse tipo de atividade seja retomado aos poucos.

Posso andar de moto?

Nas fases mais iniciais, em geral até a segunda semana pós-cirurgia, não é aconselhável dirigir motos ou carros e mesmo veículos pesados, pelo risco de ocasionar acidentes causados por tonturas e as chamadas "fraquezas" iniciais, resultantes da desidratação. O paciente também pode apresentar dores abdominais pelos solavancos das ruas.

- **Posso dirigir por longas distâncias?**

Como dito na questão anterior, dirigir não é aconselhável no período pós-cirúrgico. Caso seja liberado pelo médico, nas viagens mais longas não custa nada parar para fazer refeições orientadas e até mesmo ir ao banheiro para evitar um estresse desnecessário ao corpo.

- **Posso tomar analgésicos? E anti-inflamatórios?**

Em geral, essas medicações não são proibidas. É muito frequente que o paciente operado apresente dores, ainda pelo excesso de peso ou pela contratura da musculatura que não relaxou o suficiente. Porém, é importante lembrar que o uso de anti-inflamatórios tem de ser feito com muito cuidado, pois pode prejudicar o estômago, que agora está menor. A utilização dessas substâncias deve ser feita por poucos dias e sempre acompanhada de um protetor gástrico. Na dúvida, procure o seu médico para mais orientações.

- **Posso tomar remédios para outras doenças?**

A continuidade de medicações para outras doenças é de fundamental importância, visto que muitas das comorbidades que melhoram ou desaparecem após a cirurgia em geral só demonstram mudanças depois de seis meses do procedimento. Até essa melhora, o paciente deve fazer acompanhamento com os outros especialistas que lhe assistem nessa doença, seja ele o cardiologista, seja o endocrinologista ou outros.

- **Posso doar sangue?**

Dependendo do período de pós-operatório, o paciente até pode doar sangue. Porém, é necessário lembrar que existem algumas regras para a doação de sangue, entre elas a exigência do peso adequado. Caso a pessoa esteja abaixo desse peso, os bancos de sangue vão proibir que o paciente faça a doação. Assim, é importante ressaltar que a doação de sangue só poderá ser feita após estabilização do peso e, no caso das mulheres, devemos lembrar também que elas já perdem muito sangue durante o período menstrual, portanto a possibilidade deve ser avaliada por seu médico.

- **Posso receber transfusão de sangue?**

Quanto a receber sangue, não ocorre nenhuma restrição, assim, caso necessário, o paciente bariátrico pode receber a transfusão como qualquer outro.

Quanto à necessidade de receber sangue durante a cirurgia, é algo extremamente raro; pouquíssimos são os casos relatados que necessitaram de transfusão durante o procedimento, exceto por problemas muito pontuais. Já em casos de pós-operatórios tardios, se o paciente não seguir as recomendações do uso de vitaminas e as eventuais correções de dosagens de ferro, a transfusão de sangue é, sim, uma das últimas opções para melhorar quadros de anemias severas.

- **Posso pegar peso? Posso segurar meu filho no colo?**

No pós-operatório imediato, até o décimo dia, pedimos que o paciente evite carregar mais que 10 kg. A recomendação mais importante, no entanto, é evitar pegar objetos (ou o filho) que estão no chão, uma vez que o esforço para abaixar e levantar carregando peso é grande.

- **Fiz a cirurgia plástica para eliminar o excesso de pele na barriga. E agora, posso engravidar?**

Sim, porém é preciso prestar atenção a alguns detalhes, como o de estar nutricionalmente preparada quando decidir engravidar, além de se atentar para a utilização de rotina das vitaminas e para os devidos acompanhamentos, que são fundamentais. Quanto à pele, depois da gravidez é possível que apresente estrias e flacidez.

Recomenda-se, de toda forma, que a cirurgia plástica seja realizada após a estabilização do novo peso (entre 18 e 24 meses após a intervenção), de forma que o procedimento não seja "perdido" em caso de reganho.

Posso tomar sol?

Deve! Níveis suficientes de vitamina D são essenciais para a absorção de cálcio no intestino. Nós produzimos essa vitamina quando a luz solar atinge a pele, e é quase impossível atingir quantidades adequadas somente via alimentação. Por isso, também é necessário um banho de sol diário, de 10 a 15 minutos, sem uso de protetor solar, de preferência nas primeiras horas do dia (entre 9 e 10 horas da manhã).

Posso usar drogas eventualmente?

Obviamente, a recomendação de qualquer profissional de saúde será sempre a absoluta abstinência de qualquer forma de droga, inclusive as lícitas, como o tabaco e o álcool. O que podemos comentar aqui são os possíveis efeitos para aqueles que, não obedecendo às recomendações médicas, acham que é possível manter algum nível de consumo de drogas entorpecentes com uso recreacional. Basicamente, o bariátrico tem importantes alterações no seu metabolismo e, por isso, sua forma de absorver os diferentes tipos de drogas será diferente do que foi, eventualmente, no passado. Drogas estimulantes podem acarretar quadros de taquicardia e outros sintomas capazes de induzir a problemas como enfartos do miocárdio ou acidente vascular cerebral (AVC). Outras podem, ainda, provocar a sensação de fome que induzirão à ingestão indevida de alimentos além do volume que o organismo consegue aceitar, com graves consequências.

A resposta, portanto, é um definitivo não. Se você usa ou usava drogas antes do procedimento cirúrgico e deixou de mencionar nas entrevistas de avaliação, abandone completamente essa possibilidade e procure ajuda terapêutica.

Questões sobre sexualidade

Minha lubrificação diminui?

No caso da mulher, pode ocorrer uma desidratação da mucosa vaginal, por esse motivo pedimos à paciente que aumente o consumo de líquidos, principalmente de água.

A pouca lubrificação do canal vaginal também pode ter origem em alterações na produção hormonal, principalmente em pós-operatórios mais tardios, por isso também é indicada a avaliação de profissionais especializados.

A vontade sexual diminui?

Da mesma forma, no acompanhamento mais tardio (principalmente mulheres com mais de 50 anos), pode ocorrer a diminuição da vontade sexual principalmente por causa da modificação do metabolismo de colesterol durante a perda de peso. A utilização de cremes e da reposição hormonal pode "normalizar" esse problema (lembrando que sempre deve ser feito com a orientação do profissional ginecologista).

Vou ter problemas para engravidar?

A obesidade pode levar a mulher a apresentar ciclos anovulatórios, nos quais menstrua sem ter produzido óvulos, podendo ser um fator de infertilidade. Após a cirurgia bariátrica, como o ciclo menstrual tende a se estabilizar em virtude da perda de peso, as dificuldades para engravidar devem ser menores. Porém, algumas mulheres podem engravidar mesmo ao perder pouco peso, o que é preocupante.

Geralmente liberamos a gravidez após 18 a 24 meses de cirurgia, quando o organismo está mais estável em relação aos níveis nutricionais, mas é importante que a paciente faça sempre um acompanhamento adequado para que a chance de ter uma gravidez e uma criança saudáveis sejam maiores.

Posso usar DIU?

O uso do dispositivo intrauterino (DIU) está liberado. O mais importante é evitar a gestação no período de 18 a 24 meses após a cirurgia bariátrica, no qual o organismo da mulher está sofrendo alterações pós-operatórias que podem encaminhar para uma desnutrição. Na gestação, como a mãe "divide" os nutrientes com o feto, corre sérios riscos de sofrer de desnutrição.

No entanto, vale lembrar que o DIU, assim como outros métodos anticoncepcionais, possui risco de não funcionar, mesmo os dispositivos atuais que contêm hormônio; por isso, a recomendação é usar mais de um método.

Posso fazer a cirurgia com alguma doença venérea?

A cirurgia bariátrica, como qualquer outro procedimento cirúrgico, segue princípios e normas de segurança. Em qualquer quadro agudo de doenças, mesmo a venérea, a cirurgia não deve ser realizada. Precisamos lembrar que as cirurgias levam o corpo a um estado de estresse e assim podem sobrecarregar o sistema imunológico, desencadeando outras patologias, que são chamadas de oportunistas, como as causadas por vírus e mesmo fungos. Por isso, a doença precisa estar sob controle antes da cirurgia.

Posso ter práticas sexuais alternativas, como anal?

As preferências sexuais podem ser respeitadas, desde que o(a) paciente não faça muito esforço. O sexo por si já é um esforço físico, por isso pedimos para evitar qualquer tipo de relação de sete a dez dias após a cirurgia; mas, se o(a) paciente estiver bem, pode praticar desde que com moderação. O sexo anal, em particular, não deve ser traumático.

- **Posso tomar Viagra® ou outra droga semelhante depois da cirurgia?**

Esse tipo de medicação, utilizada para melhorar o desempenho sexual masculino, causa taquicardia e, por consequência, aumenta a pressão arterial; assim, é prudente que os pacientes passem por avaliação urológica e cardiológica antes de utilizá-la. Nos casos dos pacientes já estáveis quanto à pressão e ao peso, geralmente não há maiores inconveniências para o uso da substância.

Questões sobre nutrição

- **Posso comer uma coxinha em uma festa?**

Eventualmente e sem abusar da quantidade, não há problema. Esses alimentos poderão ser consumidos na fase de consistência normal, somente com liberação do médico ou do nutricionista.

O grande problema é que qualquer alimento gorduroso e muito calórico, como a coxinha, pode causar desconforto gástrico, além de que pode contribuir para o reganho de peso a longo prazo.

- **Posso usar temperos na comida?**

Sim. Faça a comida que você faria em casa normalmente, mas, na primeira fase da dieta, evite substâncias que irritem o estômago.

- **Posso ingerir bebidas alcoólicas destiladas? E as fermentadas?**

Não vamos recomendar bebida alcoólica em hipótese alguma. Como vimos, o álcool pode atrapalhar o controle da perda de peso por se transformar em açúcar e em gordura no organismo, além de prejudicar a absorção de vitaminas importantes.

A preocupação, no caso do paciente bariátrico, também é quanto ao quadro de potencialização do efeito do álcool e da irritação da mucosa gástrica. Por isso, jamais ouvirá do médico a liberação para a bebida alcoólica.

- **Posso comer frutas cítricas?**

O consumo de frutas cítricas está liberado em média depois de 30 dias, desde que o faça com moderação para não irritar o estômago.

- **Posso tomar café e chá?**

Café e chá que contêm cafeína, por isso sempre devem ser consumidos moderadamente, sem exagero. A cafeína pode diminuir ainda mais a absorção do cálcio, e o nutricionista saberá orientar a melhor estratégia com relação a isso.

- **Posso ingerir produtos derivados do leite – como queijos, iogurtes, requeijão, creme de leite e afins?**

Sim. Porém, de forma geral, recomendamos que o leite e seus derivados tenham quantidade reduzida de gordura. Os iogurtes, por exemplo, devem ser desnatados e sem adição de açúcares, e deve-se evitar queijos muito gordurosos.

- **Posso comer feijoada com os amigos?**

A partir do momento que o paciente já está em fase de alimentação com consistência normal, a feijoada pode, sim, ser consumida – porém sempre em pequenas quantidades e não frequentemente, já que é bastante calórica. Além disso, por ser muito gordurosa, ela retarda o esvaziamento gástrico e causa a sensação de "empachamento", bem como desconforto abdominal também pela produção de gases.

- **Num churrasco, vou poder comer carne, farofa, molho vinagrete?**

Pode, desde que o paciente já esteja em fase de dieta com alimentos em consistência normal. O importante é comer os alimentos com moderação e, se possível, descartar as gorduras das carnes.

- **Posso comer polenta ou mingau?**

Sem exagero, sim. A polenta é feita com farinha de milho, um carboidrato simples de absorção muito rápida, que, portanto, pode causar os sintomas da síndrome de dumping. Para evitar esses efeitos, o nutricionista pode ensinar algumas estratégias de preparação e acompanhamentos para o consumo.

- **Posso ir a restaurantes vegetarianos ou veganos?**

Sim, porém, é aconselhado consumir proteína de fonte animal (carnes, ovos, leite e derivados) em outra refeição ou suplementar a alimentação com módulo proteico. As proteínas de fonte animal são consideradas de alto valor biológico, ou seja, são ricas em aminoácidos essenciais (aqueles que não são produzidos pelo organismo) e são melhores para a síntese de massa muscular. É importante lembrar que a proteína sempre deve ser priorizada após a cirurgia.

- **Posso comer frutos do mar?**

Sim. São fontes proteicas muito importantes também. Porém, deve-se evitar as frituras.

- **Posso tomar refrigerantes?**

Nunca indicaremos o consumo de refrigerantes. Além de serem muito calóricos e contribuírem para o ganho de peso, esse tipo de alimento não combina com a proposta de alimentação saudável, mesmo os refrigerantes diet, "zero" ou light.

Gosto de cozinhar, devo parar?

Não. Em processo de emagrecimento devemos gostar de cozinhar pelo menos um pouquinho. E quanto mais natural for a alimentação, melhor.

Se comer cereais e sementes, corro o risco de ficar constipado(a)?

A constipação está muito mais relacionada à falta de hidratação. A ingestão adequada de água pode resolver esse problema.

Se estiver com intestino constipado, o que faço? Posso tomar um laxante?

O uso de laxantes deve sempre ser avaliado pelo médico, pois as causas da constipação podem ser inúmeras. O ideal é primeiro tentar otimizar a alimentação, com o consumo de verduras, frutas e alimentos integrais, juntamente de uma boa hidratação. Pode ser conversado com a nutricionista ou com o médico sobre o uso de probióticos também, os quais contribuem para a saúde da microbiota intestinal.

Posso mascar chicletes?

Pode, mas não nas primeiras semanas após a cirurgia. Muitos pacientes queixam-se de halitose (mau hálito) após a cirurgia, o que é normal e ocorre por causa da alimentação restrita e baixa em calorias. Mascar chiclete ajuda a mascarar o mau hálito, mas é perigoso engoli-lo acidentalmente. Caso isso ocorra, o paciente deverá ser submetido à endoscopia para remoção. Preferir chiclete sem açúcar sempre, para promoção da saúde bucal.

Se eu fizer a cirurgia, nunca mais vou poder comer doces?

Doces concentrados (doce de leite, brigadeiro, leite condensado, goiabada, recheios e coberturas de bolos, compotas) devem ser evitados sempre. Preferir doces à base de frutas feitos com adoçantes.

- **Se eu me esquecer de tomar os suplementos, o que vai acontecer?**

Se esquecer apenas por um dia, nenhum mal ocorrerá, mas se abandonar as suplementações orientadas, as manifestações clínicas por deficiências nutricionais aparecerão. Exemplo: fraqueza, queda de cabelo, unhas fracas, dormência nas pernas, entre outras.

Questões sobre psicologia

- **Corro o risco de perder meu companheiro ou companheira depois da cirurgia? Corro o risco de ficar só?**

Alterações nos relacionamentos poderão surgir em função das mudanças, principalmente com o aumento da autoestima que costuma ocorrer após a perda de peso. Alguns pacientes podem decidir realizar alterações em sua vida afetiva, que correspondam à sua nova condição psicológica, mas isto não será resultado especificamente da cirurgia em si. Sempre que possível, tentamos abordar o(a) paciente sobre a posição do cônjuge a respeito da cirurgia, sendo que é comum que o candidato solicite a presença de seu/sua companheiro(a) nas últimas sessões para o esclarecimento de dúvidas.

- **Vou perder meus amigos por não poder compartilhar momentos que envolvem comer e beber? Vou ficar só?**

O que pode acontecer é que as situações de convívio social acabem mudando um pouco, já que alguns pacientes não se sentem bem em frequentar ambientes onde se bebe e se come muito sem poder participar ativamente como antes. Para outros, isso é simplesmente indiferente. Cabe a cada paciente decidir que ocasiões sociais lhe são positivas e quais podem lhe trazer desconforto e sofrimento psicológico. Seus amigos deverão compreender e apoiar a nova fase de sua vida, caso você decida evitar certos ambientes em função de seu novo padrão alimentar. Mas vale a pena observar que, após alguns meses, os novos hábitos vão se consolidando e esse desconforto tende a "desaparecer" com a adaptação à nova situação.

Posso morar sozinha, sem nenhuma ajuda?

Claro. Na maior parte dos casos, os pacientes operados conquistam mais mobilidade e independência, já que a obesidade mórbida costuma impor várias limitações, até mesmo em função de comorbidades que exigem acompanhamento e desaparecem ou se reduzem muito após o procedimento. Mas é importante que o paciente se organize, durante o pré-operatório, caso decida viver sem o suporte de outra pessoa. Lembramos que a cirurgia não deixa ninguém prostrado, com dor ou preso à cama. O paciente pode e deve preparar sua alimentação, caminhar e conduzir suas atividades normalmente.

Corro o risco de ficar depressivo?

Em função da cirurgia, não – a menos que já existisse um quadro depressivo anterior que não foi devidamente diagnosticado.

A experiência demonstra o contrário, isto é, pessoas deixando de passar por quadros depressivos que estavam associados às limitações impostas pela obesidade. Mas, eventualmente, um paciente pode experimentar dificuldades em se adaptar à nova vida, seja pelas restrições alimentares, seja por incentivos negativos que algumas pessoas às vezes fazem, tais como: "mas você estava tão bem, por que foi se operar? Agora não pode comer nada?", ou "você era tão engraçado e agora está murcho! Você não é mais o mesmo!". Dessa forma, cabe a cada paciente se defender desses comentários indevidos e buscar a companhia de pessoas que reforcem sua autoestima.

Corro o risco de me tornar alcoólatra?

O uso abusivo de álcool não mantém qualquer relação com a cirurgia. O paciente bariátrico, como qualquer outra pessoa, poderá incorrer em um quadro de alcoolismo em função do consumo abusivo, regular e crescente de álcool. Mas o que ocorre com alguns pacientes que buscam a gastroplastia é que eles já são, previamente, portadores de comportamentos compulsivos, fazendo da comida uma espécie de analgésico em situações de crise emocional. Com a impossibilidade de continuar utilizando a comida em tais episódios de crise, alguns tenderão a buscar uma alternativa, como o álcool. Portanto, o problema aqui é permanecer com um transtorno compulsivo após a cirurgia e buscar um substituto como resposta emocional para momentos difíceis.

Corro o risco de ficar viciado em sexo?

De modo geral, a cirurgia não afeta a atividade sexual dos pacientes operados e quando isso ocorre é normalmente para melhor. O surgimento de um comportamento obsessivo em relação ao sexo está ligado a transtornos de ansiedade não controlados que podem encontrar na atividade sexual um canal compensatório, antes associado à comida. Casos esses impulsos descontrolados por fazer sexo surjam após a cirurgia, é sinal de que o paciente apresenta alguma patologia psicológica que deverá ser tratada com ajuda profissional.

Corro o risco de me tornar um jogador compulsivo?

Não, a menos que ocorra o mesmo tipo comportamento compensatório em relação à comida para pacientes portadores de transtornos compulsivos não tratados. Pessoas que gostam de jogar devem manter-se atentas ao aumento de interesse e a eventuais episódios de descontrole em situações de jogo, principalmente quando envolvem apostas com dinheiro. Reforçamos que tais transtornos não têm relação com a cirurgia bariátrica, mas caso o paciente tenha um histórico familiar, é bom ficar atento.

Corro o risco de me tornar viciado em exercícios físicos?

A vigorexia, que é o transtorno no qual a pessoa abusa das atividades físicas, tem se tornado um problema muito disseminado na população em geral e está principalmente associado a uma sobrevalorização da forma física como padrão de beleza, ainda que com a justificativa de que se trata de uma atividade que faz bem à saúde. Pode se tratar tanto de um transtorno compulsivo quanto de um problema de autoimagem, em que o paciente operado simplesmente não consegue alcançar um padrão de satisfação com sua imagem corporal. Mesmo emagrecendo, continua achando-se acima do peso e adota rotinas desequilibradas de frequência a academias para alcançar aquilo que acredita ser sua "forma ideal". Quando fazer exercícios torna-se uma obsessão para alguém, é preciso buscar ajuda profissional, até mesmo porque para um bariátrico há questões médicas e nutricionais que devem ser consideradas.

Corro o risco de me tornar um comprador compulsivo?

Na nossa experiência no consultório psicológico, alguns pacientes desenvolveram essa compulsão após a cirurgia sob o pretexto de refazer o guarda-roupa, mas acabaram exagerando. Outros trocaram os momentos de ficar comendo por sessões noturnas no computador em que compravam muito, normalmente coisas das quais não tinham necessidade, tais como eletrodomésticos e outros objetos sem qualquer relevância.

Todo mundo gosta de comprar coisas novas, isso não é um problema. Mas quando tal comportamento implica em descontrole financeiro para a aquisição de coisas supérfluas em duplicidade, por exemplo, estamos diante de uma compulsão grave, que deve ser tratada o quanto antes.

Corro o risco de ficar viciado em internet?

Passar tempo demais na internet, em aplicativos e nas redes sociais não é um transtorno restrito a bariátricos ou a portadores de compulsividade, mas sim um comportamento que vem atingindo um número assustador de pessoas ao redor do planeta. Ocorre que muitas vezes o paciente chega a abandonar seus cuidados pessoais, como alimentar-se, dormir e até ir ao banheiro, podendo gerar problemas ortopédicos, renais, de insônia, entre outros. Mas, no caso do bariátrico portador de uma disposição compulsiva, esta pode ser uma das modalidades de compensação à ausência dos episódios de "comilança" comuns a vários obesos.

Corro o risco de desenvolver um TOC?

Não. O TOC pode ser uma condição preexistente, mas não há possibilidade de surgir depois em função da cirurgia. Os comportamentos maníacos associados ao TOC costumam ter causas diferentes das comumente associadas à compulsão pela comida. Trata-se de um transtorno grave, que requer ajuda profissional para seu controle, mas que não tem associação com a obesidade. Pode combinar-se com ela, mas não é um de seus efeitos, nem tampouco uma de suas causas.

Gosto de beliscar, há algum problema nisso?

Sim, todos os problemas imagináveis! Gostar de beliscar é uma das causas mais frequentes de se burlar a cirurgia e iniciar um processo de reganho de peso. A reeducação alimentar e a observância da nova dieta são absolutamente decisivas para o sucesso do tratamento. Parece um hábito inofensivo, mas trata-se de um transtorno compulsivo grave, exatamente porque não envolve episódios "agressivos" de comer muito, mas acaba proporcionando a ingestão de muita comida, só que devagar, distraidamente.

Devo parar de frequentar festas, almoços e jantares para não cair na tentação de comer muito?

O único critério a ser observado por aquele que se opera é seu próprio bem-estar pessoal. Normalmente, o paciente bariátrico encontra um novo ponto de equilíbrio após a cirurgia e para de sentir fome assim que se sente satisfeito. Mas pode ocorrer que as situações que envolvam comida tenham um significado emocional para o paciente operado e assim ele pode se sentir triste ou frustrado por não poder aproveitar aquele momento festivo ou acompanhar amigos e familiares no desfrute dos bons pratos oferecidos. Se tais situações lhe provocarem incômodo, evite-as, pelo menos até que você se sinta confortável em comer menos em meio de outros que comem muito. Isso pode levar algum tempo, mas em algum momento essa estabilidade emocional chegará para ficar. O objetivo da cirurgia é proporcionar ao paciente uma vida mais plena e feliz, apenas com maior comedimento.

Vou ter sonhos com comida? Vou ter saudades do meu passado de obesidade?

Provavelmente não, mas, se isso ocorrer, lembre-se de que há uma etapa inicial de adaptação, na qual o organismo se modifica muito mais rapidamente do que nosso estado psicológico. É preciso ter paciência e compreender que hábitos levam certo tempo para se modificar, e que essa fase de transição implica na presença de velhos quadros mentais, que aos poucos também vão se dissolvendo, criando uma nova estabilidade.

Corro o risco de ficar anoréxico(a)? De não querer mais comer?

De modo geral não, mas há casos em que pacientes saem da obesidade mórbida e acabam se encaminhando para a extrema magreza que caracteriza os estados de anorexia. O fator principal nessa "passagem" é a questão da autoimagem, que leva o indivíduo a perseguir um ideal de si mesmo absolutamente inatingível, já que não consegue se perceber magro mesmo quando já atingiu seu peso ideal. Trata-se de um transtorno de difícil tratamento, por isso deve-se procurar ajuda assim que os primeiros sinais aparecerem.

Corro o risco de ficar bulímico(a)?

Observe que nosso corpo é muito adaptável, e mesmo após a cirurgia pode ocorrer o inverso da reeducação alimentar pretendida: em vez de se adaptar a um novo padrão alimentar mais restritivo, o paciente pode ir aprendendo a comer mais, apesar das restrições no tamanho do estômago. Nesse caso pode surgir a ideia de que comer e vomitar o conteúdo ingerido seja uma boa estratégia para continuar comendo sem emagrecer; mas, na verdade, essa não é uma estratégia, e sim um transtorno grave, que precisa ser tratado de forma séria, pois a pessoa, com o tempo, encaminha-se para a absoluta falta de controle sobre tais episódios.

Tenho horror a cirurgias, acho que vou morrer. Como superar isso?

O medo de uma cirurgia, mesmo sabendo que toda intervenção envolve algum grau admissível de risco, é irracional. Portanto, se o obeso se encontra nessa situação de desejar o tratamento, mas ter medo de morrer, ele deve procurar ajuda psicológica e/ou psiquiátrica para compartilhar o problema. Em alguns casos, esse medo pode ocultar razões mais complexas que devem ser investigadas para que o paciente se sinta seguro ao submeter-se ao procedimento.

Sou um "gordinho simpático", posso me tornar uma pessoa sem graça após a cirurgia?

Você não é um gordo simpático, você é um ser humano simpático. A simpatia de alguém não tem nenhuma ligação com o peso corporal; mas algumas associações entre obesidade e personalidade estão presentes no imaginário geral, já que a figura de pessoas obesas que são engraçadas e simpáticas é muito generalizada. Em alguns casos isso se dá porque muitos obesos tendem a desenvolver comportamentos "compensatórios" para "se tornarem" mais atraentes e aceitos. Mas a cirurgia não vai tirar o bom humor ou a graciosidade de ninguém. Ao contrário, a autoconfiança reconquistada costuma aumentar a espontaneidade nas relações.

Corro o risco de ter um episódio compulsivo caso tenha de enfrentar alguma situação difícil?

Sim. Observe que a cirurgia bariátrica não modifica as condições de vida de ninguém; todos temos e teremos situações críticas para enfrentar, sendo que cada um desenvolve suas próprias respostas emocionais para tais episódios. Um comportamento recorrente entre alguns obesos é utilizar a comida como recurso compensatório nessas situações de crise, como uma espécie de anestésico; mas ao operado tal resposta não será mais possível e, portanto, o paciente bariátrico deverá prever e se preparar para enfrentar situações difíceis sem recorrer ao velho recurso de se empanturrar de comida.

Uma pessoa com a autoestima mais elevada ou com o psicológico mais equilibrado quase sempre tem mais recursos para enfrentar problemas de qualquer natureza, sejam eles no ambiente do trabalho, sejam em casa.

Vou precisar de terapia após a cirurgia?

Não necessariamente. Espera-se que com a bariátrica o paciente supere a maioria de suas dificuldades emocionais ligadas à obesidade, o que é representado pelo aumento da autoestima. Se questões emocionais persistirem após a cirurgia, é porque não estavam somente ligadas à obesidade e, nesse caso sim, os pacientes devem procurar um apoio terapêutico. Muitas vezes o paciente passa por um atendimento psicológico pela primeira vez, quebrando o "tabu" de fazer terapia, e resolve continuar por vontade própria ou para aprofundar certas questões que foram apontadas na avaliação inicial.

Apêndice – Dicas de receitas

As receitas que traremos a seguir foram desenvolvidas por uma nutricionista integrante de nosso grupo multidisciplinar, Suzy Nassif, que também foi submetida a uma gastroplastia. Assim, foi possível associar os conhecimentos acadêmicos e profissionais à sua experiência como paciente, criando opções saudáveis e que proporcionaram bons resultados dentro das recomendações nutricionais após a cirurgia. Por isso, resolvemos compartilhá-las com os leitores para que sirvam como uma fonte de inspiração. Lembramos, no entanto, que as dicas aqui contidas não devem, de forma alguma, substituir as consultas com o(a) profissional responsável por acompanhar o paciente candidato à bariátrica, pois cada pessoa vai apresentar necessidades nutricionais específicas que devem ser avaliadas e tratadas individualmente pelo nutricionista por meio da dieta e dos suplementos.

Separamos as preparações entre as fases da dieta pós-operatória e, em seguida, acrescentamos algumas dicas de sobremesa para os momentos em que surgir a vontade de consumir doces, além de sugestões de consumo dos suplementos proteicos.

Em cada uma das receitas as quantidades de alimentos são informadas em medidas padronizadas (gramas e mililitros), mas, para facilitar o entendimento, também acrescentamos as medidas "caseiras" aproximadas (já que xícaras podem ter tamanhos diferentes, por exemplo).

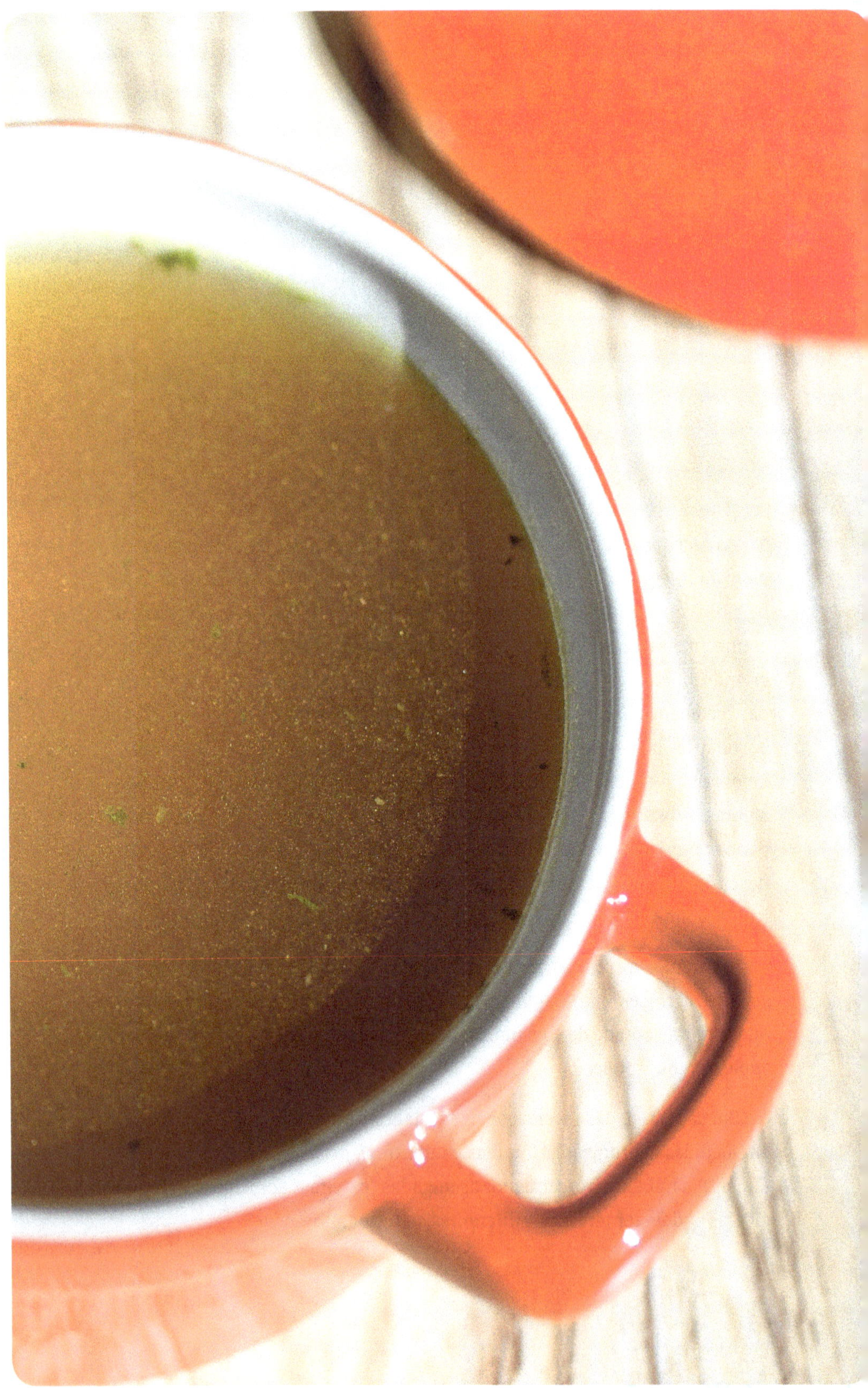

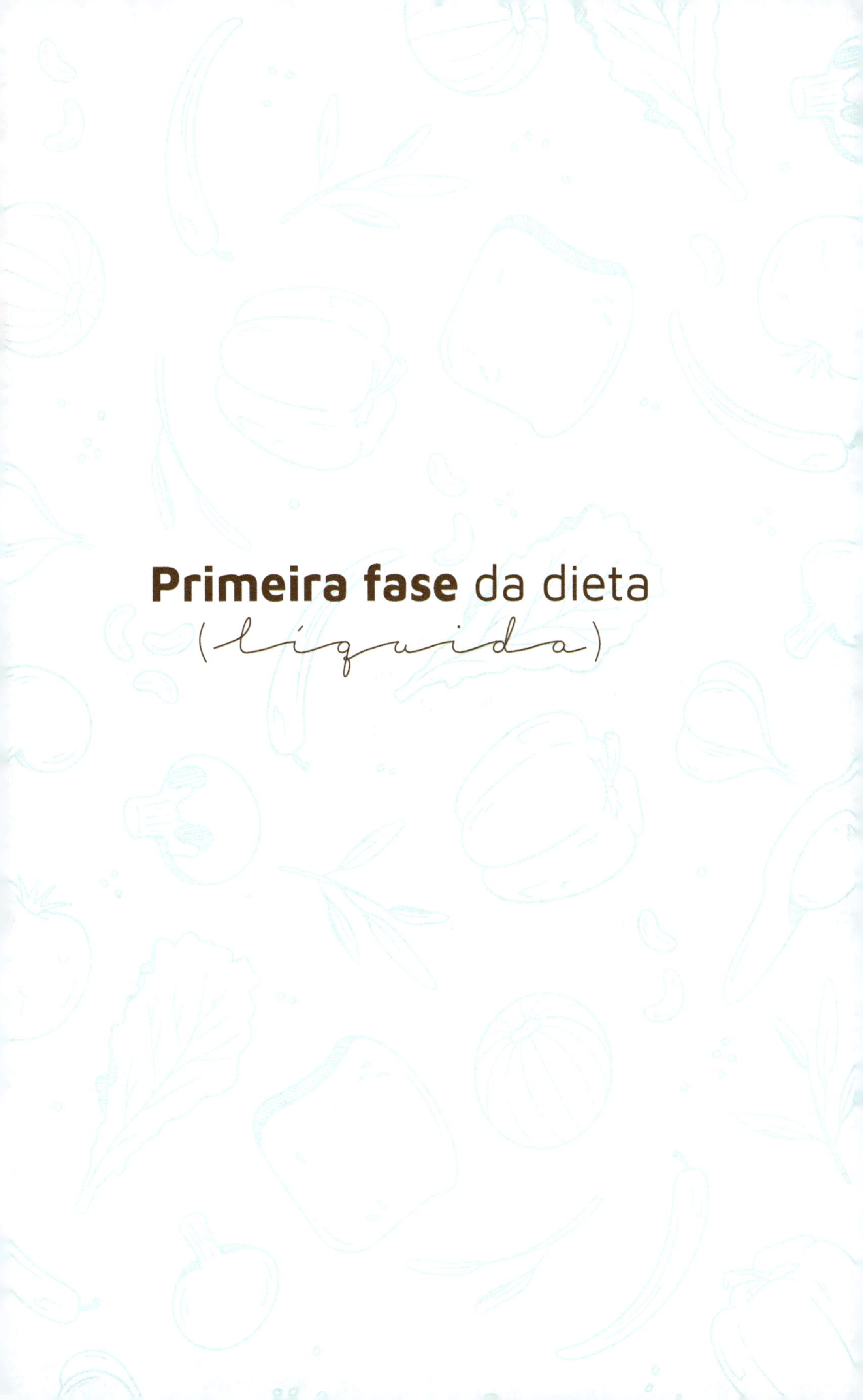

Primeira fase da dieta

(líquida)

 Rendimento: 600 ml

 Sem lactose

 Sem glúten

 Validade:
até 3 dias em geladeira ou
até 30 dias no congelador

Caldo de **carne**

Ingredientes

- 500 g (1 pedaço médio) de carne bovina magra (patinho, acém ou músculo)
- 10 ml (1 colher de sopa) de azeite de oliva
- 3 g (1 dente) de alho descascado e picado
- 50 g (½ unidade) de cebola picada
- Sal a gosto
- Tomilho fresco a gosto
- 120 g (1 xícara) de batata descascada e cortada em cubos grandes
- 128 g (1 xícara) de cenoura descascada e cortada em rodelas
- 60 g (½ xícara) de abóbora cabotiá com casca cortada em cubos
- 1000 ml (4 copos americanos) de água filtrada

Modo de preparo

1. Em uma panela de pressão, refogue a carne com o azeite, o alho, a cebola, o sal e o tomilho fresco.
2. Adicione todos os legumes e refogue por mais 3 minutos.
3. Adicione a água filtrada e tampe a panela.
4. Assim que a panela pegar pressão, cozinhe por 30 minutos e depois desligue o fogo.
5. Coe a sopa em uma peneira fina e sirva.

OBS.: Nos primeiros quinze dias após a cirurgia bariátrica, o paciente só pode tomar o caldo do cozimento da carne e dos legumes. Os alimentos não podem ser liquidificados e ingeridos.

Informação nutricional
Porção de 120 ml (½ xícara de chá)

Quantidade por porção		%VD (*)
Valor energético	57 kcal / 239 kJ	3
Carboidratos	3,7 g	1
Proteínas	6,9 g	9
Gorduras totais	1,8 g	3
Gorduras saturadas	0,54 g	2
Gorduras trans	0 g	**
Fibra alimentar	0 g	0
Sódio	33 mg	1

(*) % Valores diários com base em uma dieta de 2000 kcal ou 8400 kJ. Seus valores podem ser maiores ou menores, dependendo de suas necessidades energéticas.
(**) VD não estabelecido.

Rendimento: 600 ml 

Sem lactose 

Sem glúten 

Validade:
até 3 dias em geladeira ou
até 30 dias no congelador

Caldo de **peito de frango**

Ingredientes

- 500 g (1 unidade média) de peito de frango com osso, sem pele e sem gordura
- 10 ml (1 colher de sopa) de azeite de oliva
- 3 g (1 dente) de alho amassado
- 50 g (½ unidade) de cebola picada
- Sal a gosto
- Orégano a gosto
- 200 g (1 unidade) de chuchu descascado e cortado em pedaços grandes
- 200 g (1 unidade grande) de mandioquinha[1] descascada e cortada em pedaços grandes
- 50 g (3 folhas) de couve
- 128 g (1 xícara) de cenoura sem casca cortada em rodelas
- 1000 ml (4 copos americanos) de água filtrada

Modo de preparo

1. Em uma panela de pressão, refogue o peito de frango com o azeite, o alho, a cebola, o sal e o orégano.
2. Adicione todos os legumes e a folha de couve e refogue por mais 3 minutos.
3. Adicione a água filtrada e tampe a panela.
4. Assim que a panela pegar pressão, cozinhe por 30 minutos e depois desligue o fogo.
5. Coe a sopa em uma peneira fina e sirva.

OBS.: Nos primeiros quinze dias após a cirurgia bariátrica, o paciente só pode tomar o caldo do cozimento da carne e dos legumes. Os alimentos não podem ser liquidificados e ingeridos.

Informação nutricional
Porção de 120 ml (½ xícara de chá)

Quantidade por porção		%VD (*)
Valor energético	55 kcal / 232 kJ	3
Carboidratos	4,2 g	1
Proteínas	6,8 g	9
Gorduras totais	1,3 g	2
Gorduras saturadas	0,37 g	2
Gorduras trans	0 g	**
Fibra alimentar	0,41 g	1
Sódio	34 mg	1

(*) % Valores diários com base em uma dieta de 2000 kcal ou 8400 kJ. Seus valores podem ser maiores ou menores, dependendo de suas necessidades energéticas.
(**) VD não estabelecido.

1 Também conhecida como batata-baroa ou batatinha-salsa.

 Rendimento: 500 ml

 Sem lactose

 Sem glúten

 Validade:
até 3 dias em geladeira ou
até 30 dias no congelador

Caldo de **feijão**

Ingredientes

- 400 g (2 xícaras) de feijão
- 10 ml (1 colher de sopa) de azeite de oliva
- 3 g (1 dente) de alho amassado
- 50 g (½ unidade) de cebola picada
- Sal a gosto
- Orégano a gosto
- 3 g (2 folhas) de folha de louro
- 1000 ml (4 copos americanos) de água filtrada (mais um pouco para deixar de molho)

Modo de preparo

1. Deixe o feijão de molho em água (suficiente para cobrir) por mais ou menos 6 horas. Em seguida, despreze a água.
2. Lave bem o feijão e leve-o ao fogo baixo na panela de pressão. Refogue com o azeite, o alho, a cebola, o sal, as folhas de louro e o orégano.
3. Adicione a água filtrada e tampe a panela.
4. Assim que a panela pegar pressão, cozinhe por 30 minutos e depois desligue o fogo.
5. Coe o caldo em uma peneira fina e sirva.

OBS.: Nos primeiros quinze dias após a cirurgia bariátrica, o paciente só pode tomar o caldo do cozimento da carne e dos legumes. Os alimentos não podem ser liquidificados e ingeridos.

Informação nutricional
Porção de 120 ml (½ xícara de chá)

Quantidade por porção		%VD (*)
Valor energético	99 kcal / 415 kJ	5
Carboidratos	17 g	6
Proteínas	5,4 g	7
Gorduras totais	1,2 g	2
Gorduras saturadas	0 g	0
Gorduras trans	0 g	**
Fibra alimentar	1 g	4
Sódio	43 mg	2

(*) % Valores diários com base em uma dieta de 2000 kcal ou 8400 kJ. Seus valores podem ser maiores ou menores, dependendo de suas necessidades energéticas.
(**) VD não estabelecido.

Rendimento: 450 ml 

Sem lactose 

Sem glúten 

Validade: 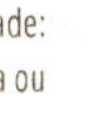
até 3 dias em geladeira ou
até 30 dias no congelador

Brodo de **carne** com **espinafre**

Ingredientes

- 500 g (1 pedaço médio) de carne bovina magra (como patinho, acém ou músculo)
- 10 ml (1 colher de sopa) de azeite de oliva
- 3 g (1 dente) de alho amassado
- 50 g (½ unidade) de cebola picada
- Sal a gosto
- Tomilho fresco a gosto
- 200 g (2 unidades) de tomates sem pele e sem sementes picados
- 128 g (1 xícara) de cenoura descascada e cortada em rodelas
- 30 g (2 colheres de sopa) de salsão picado
- 60 g (1 unidade) de alho-poró cortado grosseiramente (somente a parte branca)
- 40 g (1 xícara) de espinafre lavado e picado
- 3 g (10 folhas) de manjericão fresco
- 1000 ml (4 copos americanos) de água filtrada

Modo de preparo

1. Em uma panela de pressão, refogue a carne com o azeite, o alho, a cebola, o sal, o tomilho e o manjericão frescos.
2. Adicione todos os legumes e refogue por mais 5 minutos.
3. Adicione a água filtrada e tampe a panela.
4. Assim que a panela pegar pressão, cozinhe por 30 minutos e depois desligue o fogo.
5. Coe o caldo em uma peneira fina e sirva.

OBS.: Nos primeiros quinze dias após a cirurgia bariátrica, o paciente só pode tomar o caldo do cozimento da carne e dos legumes. Os alimentos não podem ser liquidificados e ingeridos.

Informação nutricional
Porção de 120 ml (½ xícara de chá)

Quantidade por porção		%VD (*)
Valor energético	86 kcal / 359 kJ	2
Carboidratos	3,1 g	1
Proteínas	11 g	14
Gorduras totais	3,5 g	6
Gorduras saturadas	1,1 g	5
Gorduras trans	0 g	**
Fibra alimentar	1,2 g	5
Sódio	75 mg	3

(*) % Valores diários com base em uma dieta de 2000 kcal ou 8400 kJ. Seus valores podem ser maiores ou menores, dependendo de suas necessidades energéticas.
(**) VD não estabelecido.

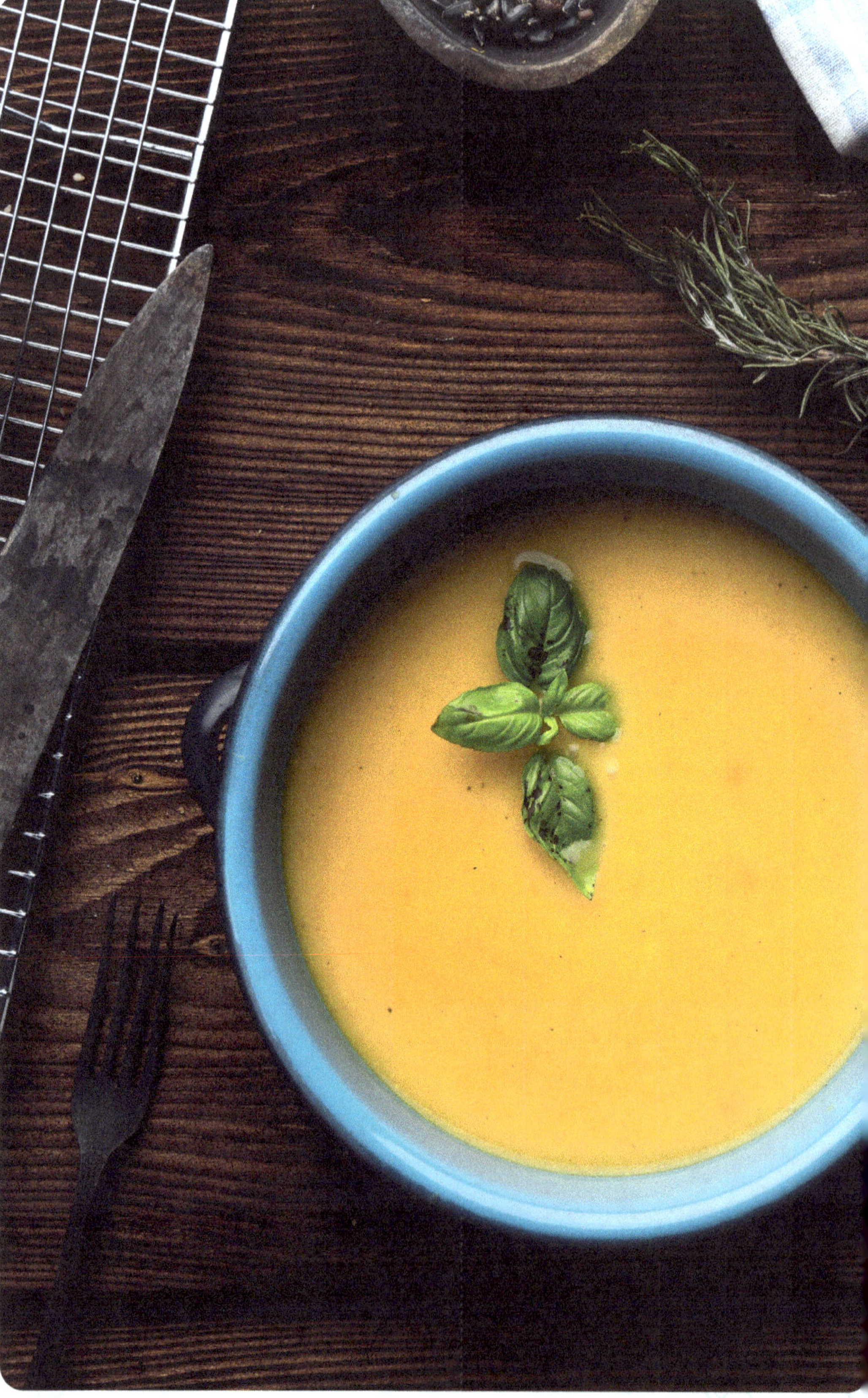

Segunda fase da dieta
(*liquidificada*)

 Rendimento: 500 ml

 Sem lactose

 Sem glúten

 Validade:
até 3 dias em geladeira ou
até 30 dias no congelador

Creme de **abobrinha** com **frango**

Ingredientes

- 300 g (1 unidade pequena) de peito de frango sem osso e sem pele
- 10 ml (1 colher de sopa) de azeite de oliva
- 3 g (1 dente) de alho picado
- 50 g (½ unidade) de cebola picada
- Sal a gosto
- Tomilho fresco ou orégano seco a gosto
- 60 g (1 unidade) de inhame descascado e picado
- 400 g (2 unidades grandes) de abobrinha com casca picada
- 500 ml (2 copos americanos) de água filtrada

Modo de preparo

1. Em uma panela de pressão, refogue o peito de frango com o azeite, o alho, a cebola, o sal e o tomilho fresco (ou orégano seco).
2. Adicione todos os legumes e refogue por mais 3 minutos.
3. Adicione a água filtrada e tampe a panela.
4. Assim que a panela pegar pressão, cozinhe por 20 minutos e depois desligue o fogo.
5. Espere esfriar um pouco e bata todos os ingredientes no liquidificador.
6. Sirva ainda quente.

Informação nutricional
Porção de 120 ml (½ xícara de chá)

Quantidade por porção		%VD (*)
Valor energético	52 kcal / 217 kJ	3
Carboidratos	3,3 g	1
Proteínas	6,2 g	8
Gorduras totais	1,5 g	3
Gorduras saturadas	0,38 g	2
Gorduras trans	0 g	**
Fibra alimentar	0 g	0
Sódio	69 mg	3

(*) % Valores diários com base em uma dieta de 2000 kcal ou 8400 kJ. Seus valores podem ser maiores ou menores, dependendo de suas necessidades energéticas.
(**) VD não estabelecido.

Rendimento: 600 ml 

Sem lactose 

Sem glúten 

Validade:
até 3 dias em geladeira ou
até 30 dias no congelador

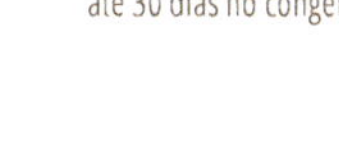

Sopa cremosa de **carne** com **legumes**

Ingredientes

- 350 g (1 pedaço pequeno) de carne bovina magra (patinho ou músculo bovino) cortada em pedaços pequenos
- 10 ml (1 colher de sopa) de azeite de oliva
- 3 g (1 dente) de alho amassado
- 50 g (½ unidade) de cebola picada
- Sal a gosto
- 3 g (2 folhas) de louro
- 150 g (1 unidade grande) de mandioquinha descascada e picada
- 128 g (1 xícara) de cenoura descascada e cortada em cubos
- 30 g (½ xícara) de folhas de espinafre lavadas
- 60 g (1 unidade) de inhame descascado e cortado em cubos
- 1000 ml (4 copos americanos) de água filtrada

Modo de preparo

1. Em uma panela de pressão, refogue a carne com o azeite, o alho, a cebola, o sal e a folha de louro.
2. Adicione todos os legumes e refogue por mais 3 minutos.
3. Adicione a água filtrada e tampe a panela.
4. Assim que a panela pegar pressão, cozinhe por 30 minutos e depois desligue o fogo.
5. Abra a panela e descarte as folhas de louro.
6. Coloque a sopa no liquidificador e bata até ficar bem cremosa.
7. Sirva ainda quente.

Informação nutricional
Porção de 120 ml (½ xícara de chá)

Quantidade por porção		%VD (*)
Valor energético	83 kcal / 346 kJ	4
Carboidratos	5,8 g	2
Proteínas	7,9 g	11
Gorduras totais	3,1 g	6
Gorduras saturadas	0,96 g	4
Gorduras trans	0 g	**
Fibra alimentar	0,51 g	2
Sódio	158 mg	7

(*) % Valores diários com base em uma dieta de 2000 kcal ou 8400 kJ. Seus valores podem ser maiores ou menores, dependendo de suas necessidades energéticas.
(**) VD não estabelecido.

Rendimento: 500 ml

Sem lactose

Sem glúten

Validade:
até 3 dias em geladeira ou
até 30 dias no congelador

Creme de **lentilhas** com **caldo de carne**

Ingredientes

- 300 g (2 xícaras e ½) de lentilha
- 10 ml (1 colher de sopa) de azeite de oliva
- 250 g (1 pedaço pequeno) de carne bovina magra (patinho ou músculo bovino) cortada em pedaços pequenos
- 3 g (1 dente) de alho amassado
- 50 g (½ unidade) de cebola picada
- Sal a gosto
- Orégano a gosto
- 3 g (2 folhas) de louro
- 1 g (1 colher de café) de canela em pó
- Noz-moscada ralada a gosto
- 1000 ml (4 copos americanos) de água filtrada

Modo de preparo

1. Deixe a lentilha de molho em água (suficiente para cobrir) por 1 hora, em seguida despreze a água.
2. Em uma panela de pressão, refogue a carne com o azeite, o alho, a cebola, o sal, as folhas de louro e o orégano.
3. Adicione a lentilha e a canela e refogue por mais 2 minutos.
4. Adicione a água filtrada e tampe a panela.
5. Assim que a panela pegar pressão, cozinhe por 30 minutos e depois desligue o fogo.
6. Destampe a panela e retire as folhas de louro.
7. Coloque toda a sopa no liquidificador e bata até formar um creme.
8. Sirva ainda quente.

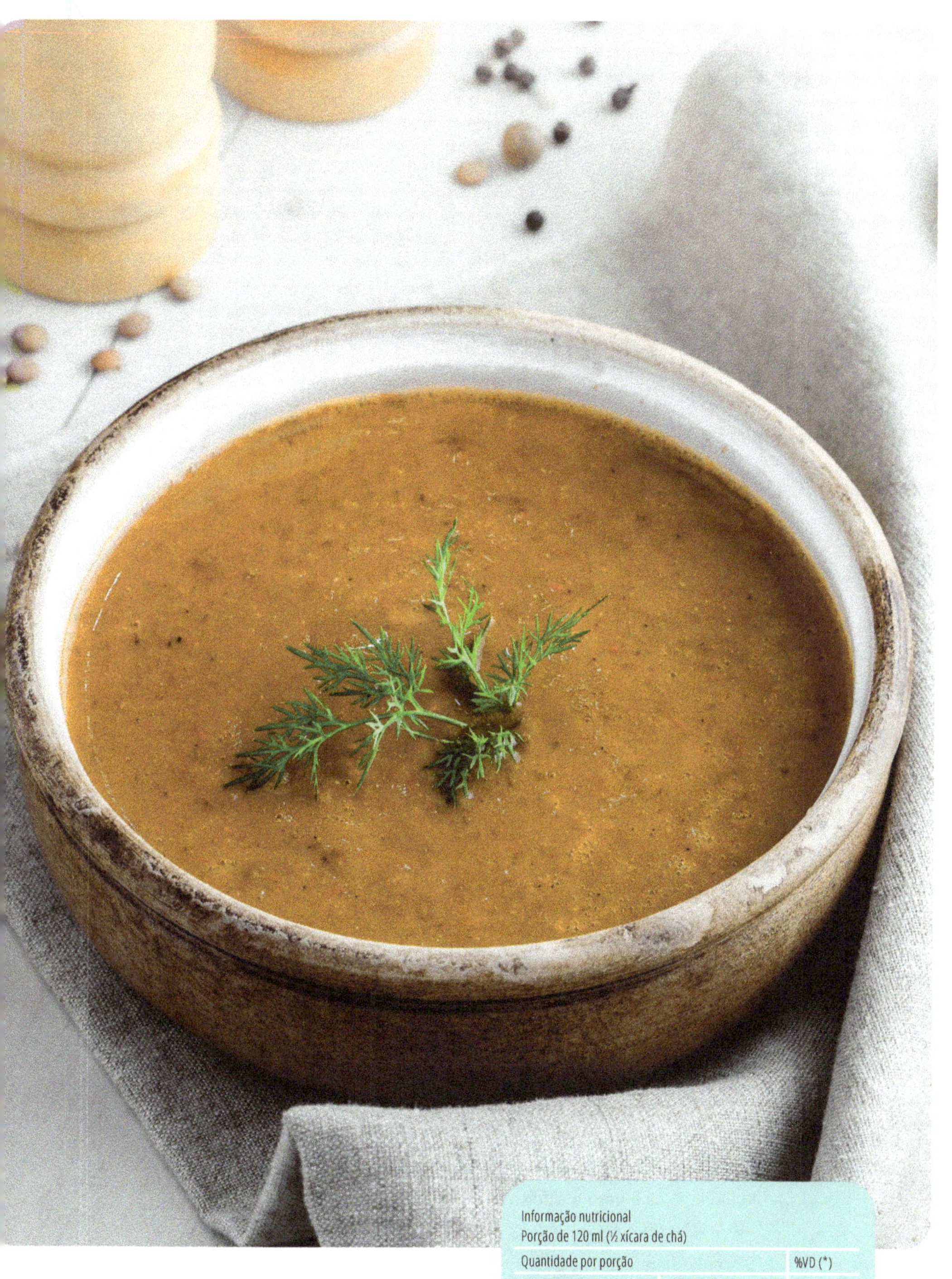

Informação nutricional
Porção de 120 ml (½ xícara de chá)

Quantidade por porção		%VD (*)
Valor energético	112 kcal /467 kj	6
Carboidratos	14 g	5
Proteínas	9,5 g	13
Gorduras totais	1,8 g	3
Gorduras saturadas	0,5 g	2
Gorduras trans	0 g	**
Fibra alimentar	3,9 g	15
Sódio	99 mg	4

(*) % Valores diários com base em uma dieta de 2000 kcal ou 8400 kj. Seus valores podem ser maiores ou menores, dependendo de suas necessidades energéticas.
(**) VD não estabelecido.

 Rendimento: 500 ml

 Sem lactose

 Sem glúten

 Validade:
até 3 dias em geladeira ou
até 30 dias no congelador

Creme **vegano**

Ingredientes

- 300 g (2 xícaras e ½) de grão-de-bico ou ervilha seca
- 10 ml (1 colher de sopa) de azeite de oliva
- 3 g (1 dente) de alho amassado
- 50 g (½ unidade) de cebola picada
- Sal a gosto
- 50 g (½ xícara) de alho-poró picado (somente a parte branca)
- 60 g (1 unidade grande) de inhame descascado e picado
- Folhas de manjericão fresco a gosto
- 1000 ml (4 copos americanos) de água filtrada (mais um pouco para deixar de molho)

Modo de preparo

1. Deixe o grão-de-bico de molho em água (o suficiente para cobrir) por 3 horas, em seguida despreze a água.
2. Em uma panela de pressão, refogue o grão-de-bico com o azeite, o alho, a cebola, o sal e o alho-poró.
3. Adicione o inhame e as folhas de manjericão e refogue por mais 5 minutos.
4. Adicione a água filtrada e tampe a panela.
5. Assim que a panela pegar pressão, cozinhe por 40 minutos e depois desligue o fogo.
6. Coloque toda a sopa no liquidificador e bata até formar um creme liso.
7. Sirva ainda quente.

Informação nutricional
Porção de 120 ml (½ xícara de chá)

Quantidade por porção		%VD (*)
Valor energético	53 kcal / 222 kJ	3
Carboidratos	8,5 g	3
Proteínas	2,5 g	3
Gorduras totais	0,99 g	2
Gorduras saturadas	0 g	0
Gorduras trans	0 g	**
Fibra alimentar	0,56 g	2
Sódio	120 mg	5

(*) % Valores diários com base em uma dieta de 2000 kcal ou 8400 kJ. Seus valores podem ser maiores ou menores, dependendo de suas necessidades energéticas.
(**) VD não estabelecido.

Rendimento: 500 ml 

Sem lactose 

Sem glúten 

Validade: 
até 3 dias em geladeira ou
até 30 dias no congelador

Creme de **abóbora** com **carne-seca**

Ingredientes

- 300 g (3 xícaras de chá) de carne-seca dessalgada por 24 horas, cozida e desfiada
- 10 ml (1 colher de sopa) de azeite de oliva
- 3 g (1 dente) de alho picado
- 50 g (½ unidade) de cebola picada
- Sal a gosto
- Orégano seco a gosto
- 300 g (3 xícaras) de abóbora cabotiá picada
- 200 g (1 unidade pequena) de chuchu descascado e picado
- 65 g (½ xícara) de cenoura descascada e picada
- 500 ml (2 copos americanos) de água filtrada

Modo de preparo

1. Em uma panela de pressão, refogue a carne-seca com o azeite, o alho, a cebola, o sal e o orégano.
2. Adicione os demais legumes e refogue por mais 3 minutos.
3. Adicione a água filtrada e tampe a panela.
4. Assim que a panela pegar pressão, cozinhe por 15 minutos e depois desligue o fogo.
5. Espere esfriar um pouco e bata todos os ingredientes no liquidificador até formar um creme.
6. Sirva ainda quente.

Informação nutricional
Porção de 120 ml (½ xícara de chá)

Quantidade por porção		%VD (*)
Valor energético	78 kcal / 327 kJ	4
Carboidratos	3,2 g	1
Proteínas	5,6 g	8
Gorduras totais	4,8 g	9
Gorduras saturadas	2,1 g	10
Gorduras trans	0 g	**
Fibra alimentar	0,70 g	3
Sódio	208 mg	9

(*) % Valores diários com base em uma dieta de 2000 kcal ou 8400 kJ. Seus valores podem ser maiores ou menores, dependendo de suas necessidades energéticas.
(**) VD não estabelecido.

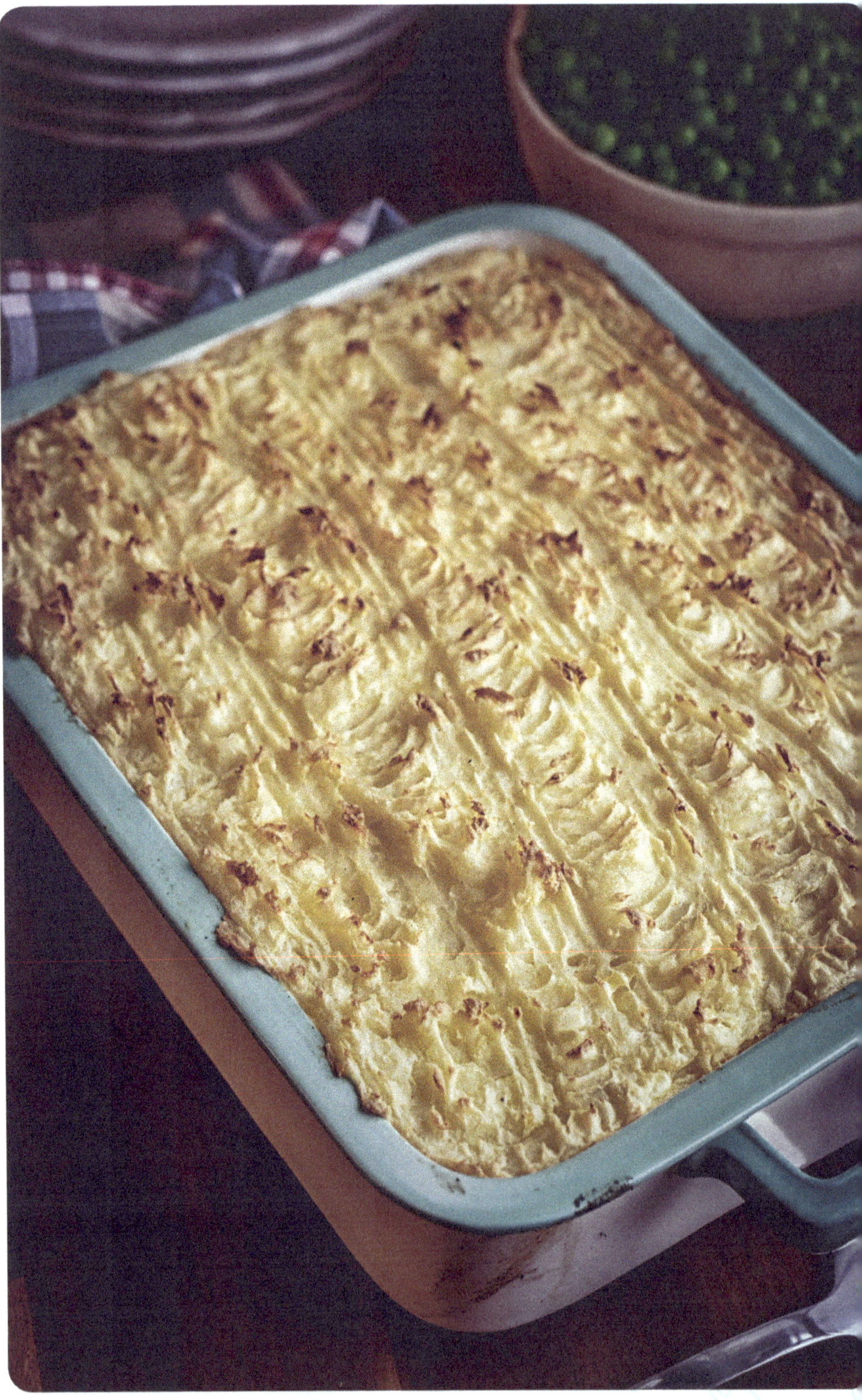

Terceira fase da dieta

(pastosa)

 Rendimento: 2 porções de aprox. 230 g cada

 Sem lactose

 Sem glúten

 Validade:
até 3 dias em geladeira ou
até 30 dias no congelador

Escondidinho de **carne moída**

Ingredientes

- 150 g (3/4 de xícara) de carne magra moída (patinho)
- 10 ml (1 colher de sopa) de azeite de oliva
- 50 g (1/2 unidade) de cebola pequena picada
- 3 g (1 dente) de alho picado
- Sal a gosto
- 340 g (2 unidades pequenas) de batata-inglesa descascada e cozida em água e sal
- 60 ml (1/4 de xícara) de leite de coco ou leite desnatado

Modo de preparo

1. Em uma panela, aqueça 5 ml (uma colher de sobremesa) de azeite e refogue a cebola (até ficar transparente) e o alho (até dourar).
2. Adicione a carne moída e refogue bem. Reserve.
3. Passe as batatas cozidas por um espremedor de batatas.
4. Em um recipiente, adicione as batatas espremidas, o leite de coco, o sal e o restante do azeite. Misture bem até virar um purê.
5. Em um refratário, coloque metade do purê e cubra com a carne moída refogada.
6. Coloque a outra parte do purê por cima e leve ao forno até dourar.
7. Retire do forno e sirva quente.

Informação nutricional
Porção de 230 g (2 colheres de servir)

Quantidade por porção		%VD (*)
Valor energético	286 kcal / 1198 kJ	14
Carboidratos	25 g	8
Proteínas	19 g	25
Gorduras totais	12 g	23
Gorduras saturadas	5 g	23
Gorduras trans	0 g	**
Fibra alimentar	2 g	8
Sódio	273 mg	11

(*) % Valores diários com base em uma dieta de 2000 kcal ou 8400 kJ. Seus valores podem ser maiores ou menores, dependendo de suas necessidades energéticas.
(**) VD não estabelecido.

Rendimento: 2 porções de aprox. 200 g cada 

Sem lactose 

Sem glúten 

Validade:
até 3 dias em geladeira ou
até 30 dias no congelador

Macarrão cabelo de anjo **à bolonhesa**

Ingredientes

- 10 ml (1 colher de sopa) de azeite extravirgem
- 20 g (2 colheres de sopa) de cebola picada
- 3 g (1 dente) de alho picado
- Sal a gosto
- 100 g (½ xícara) de carne moída (patinho)
- 300 g (3 unidades) de tomates picados sem pele e sem semente
- Folhas de manjericão a gosto
- 40 g (½ xícara) de macarrão cabelo de anjo ou macarrão de arroz (bifum) cozido em água e sal

Modo de preparo

1. Em uma panela, acrescente o azeite e refogue a cebola (até ficar transparente) e o alho (até dourar).
2. Adicione a carne moída e o sal e refogue bem.
3. Coloque os tomates picados e deixe cozinhar até formar um molho encorpado.
4. Por último, acrescente as folhas de manjericão.
5. Acrescente o macarrão cozido em um prato e espalhe o molho por cima. Sirva quente.

Informação nutricional
Porção de 200 g (1 prato fundo)

Quantidade por porção		%VD (*)
Valor energético	348 kcal / 1455 kJ	17
Carboidratos	43 g	14
Proteínas	23 g	30
Gorduras totais	9,5 g	17
Gorduras saturadas	2,1 g	9
Gorduras trans	0 g	**
Fibra alimentar	3,1 g	12
Sódio	275 mg	12

(*) % Valores diários com base em uma dieta de 2000 kcal ou 8400 kJ. Seus valores podem ser maiores ou menores, dependendo de suas necessidades energéticas.
(**) VD não estabelecido.

 Rendimento: 2 porções de aprox. 180 g cada

 Sem lactose

 Sem glúten

 Validade:
até 3 dias em geladeira ou
até 30 dias no congelador

Abobrinha recheada com **frango desfiado**

Ingredientes

- 200 g (2 unidades) de filé de peito de frango
- 10 ml (1 colher de sopa) de azeite extravirgem
- 50 g (½ unidade) de cebola picada
- 3 g (1 dente) de alho picado
- 3 g (2 folhas) de folha de louro
- Sal a gosto
- Folhas de manjericão a gosto
- 15 g (½ xícara) de arroz cru
- 220 g (2 unidades pequenas) de abobrinha
- Orégano a gosto
- 500 ml (2 copos americanos) de água
- 300 g (3 unidades) de tomates picados com pele e semente

Modo de preparo

1. Em uma panela de pressão, acrescente o peito de frango, o azeite, a cebola, o alho, o sal e as folhas de louro. Refogue até dourar o frango.
2. Adicione a água e tampe a panela.
3. Assim que a panela pegar pressão, deixe cozinhar por 20 minutos e depois desligue o fogo.
4. Destampe a panela, retire o caldo do cozimento e reserve.
5. Retire o peito de frango cozido e coloque-o no processador de alimentos com o manjericão. Processe até o frango ficar bem desfiado.
6. Misture o arroz cru ao frango e reserve.
7. Retire a polpa das abobrinhas com uma faca e recheie cada uma com o peito de frango misturado ao arroz.

Informação nutricional
Porção de 180 g (1 unidade recheada)

Quantidade por porção		%VD (*)
Valor energético	162 kcal / 672 kJ	8
Carboidratos	6,6 g	2
Proteínas	18 g	23
Gorduras totais	7,2 g	13
Gorduras saturadas	1,4 g	6
Gorduras trans	0 g	**
Fibra alimentar	1,71 g	7
Sódio	162 mg	7

(*) % Valores diários com base em uma dieta de 2000 kcal ou 8400 kJ. Seus valores podem ser maiores ou menores, dependendo de suas necessidades energéticas.
(**) VD não estabelecido.

8. Em uma panela, coloque os tomates picados com manjericão e por cima distribua as abobrinhas recheadas.
9. Adicione um pouco de azeite, uma pitada de sal e orégano a gosto, e, em seguida, tampe a panela. Vá acrescentando a água do cozimento do frango que estava reservada (de 100 em 100 ml) para ajudar no cozimento das abobrinhas e do arroz.
10. Cozinhe até as abobrinhas ficarem macias, mas ainda firmes.
11. Sirva as abobrinhas ainda quentes.

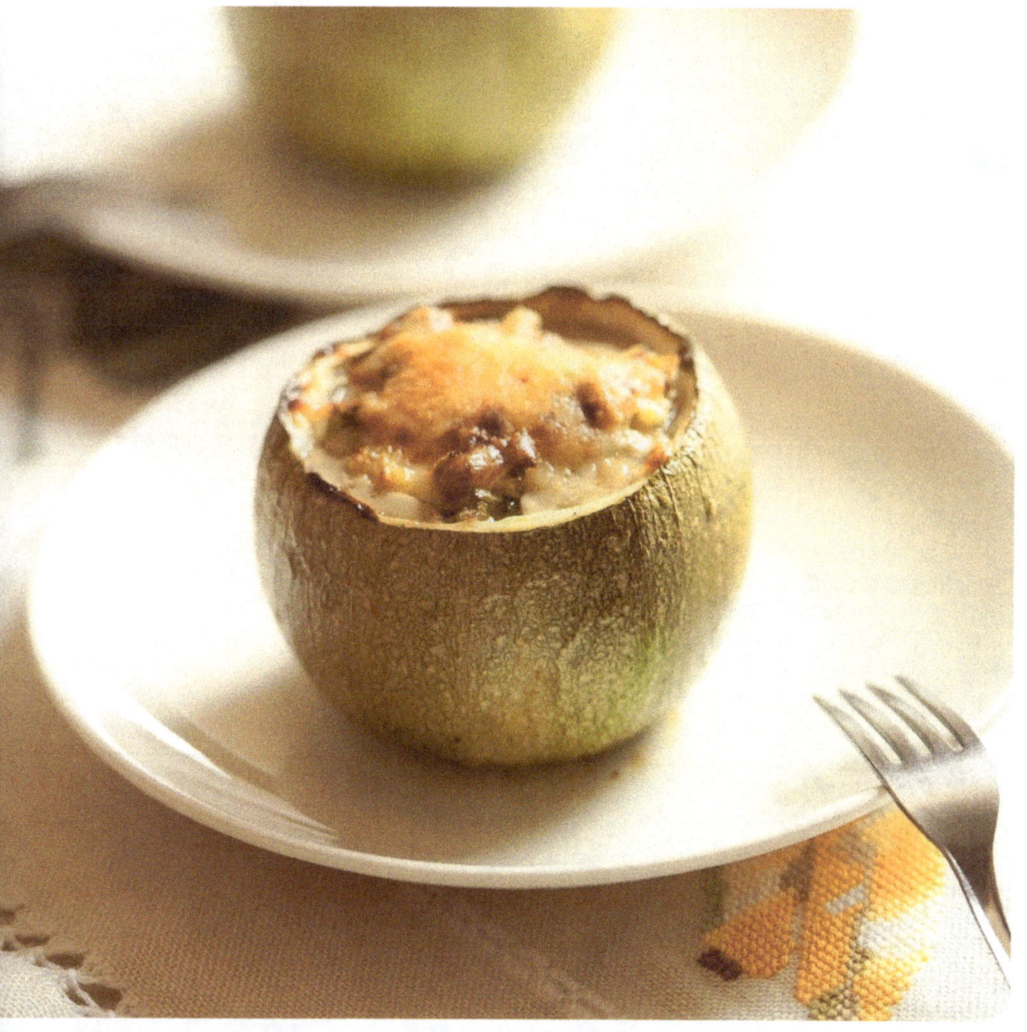

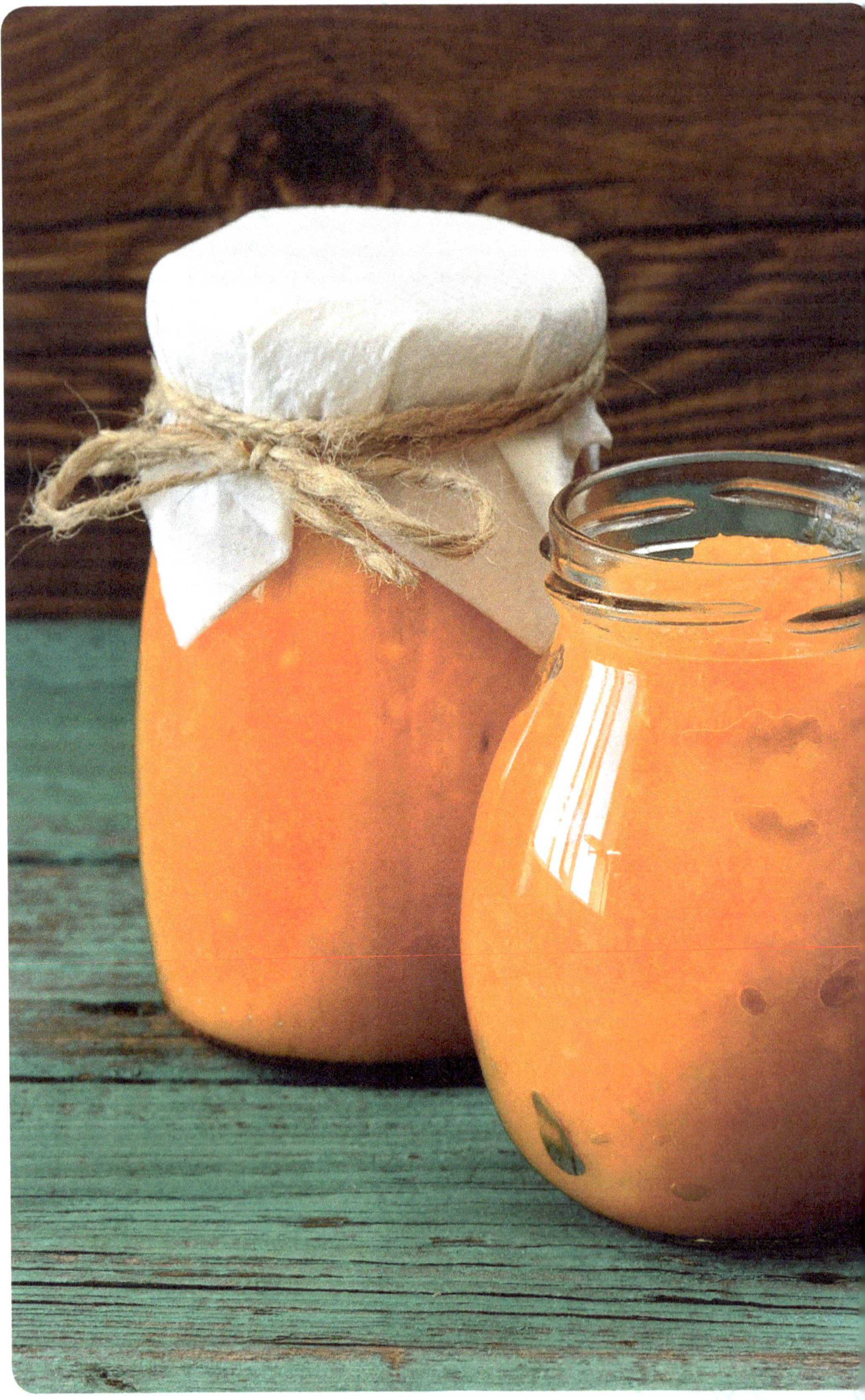

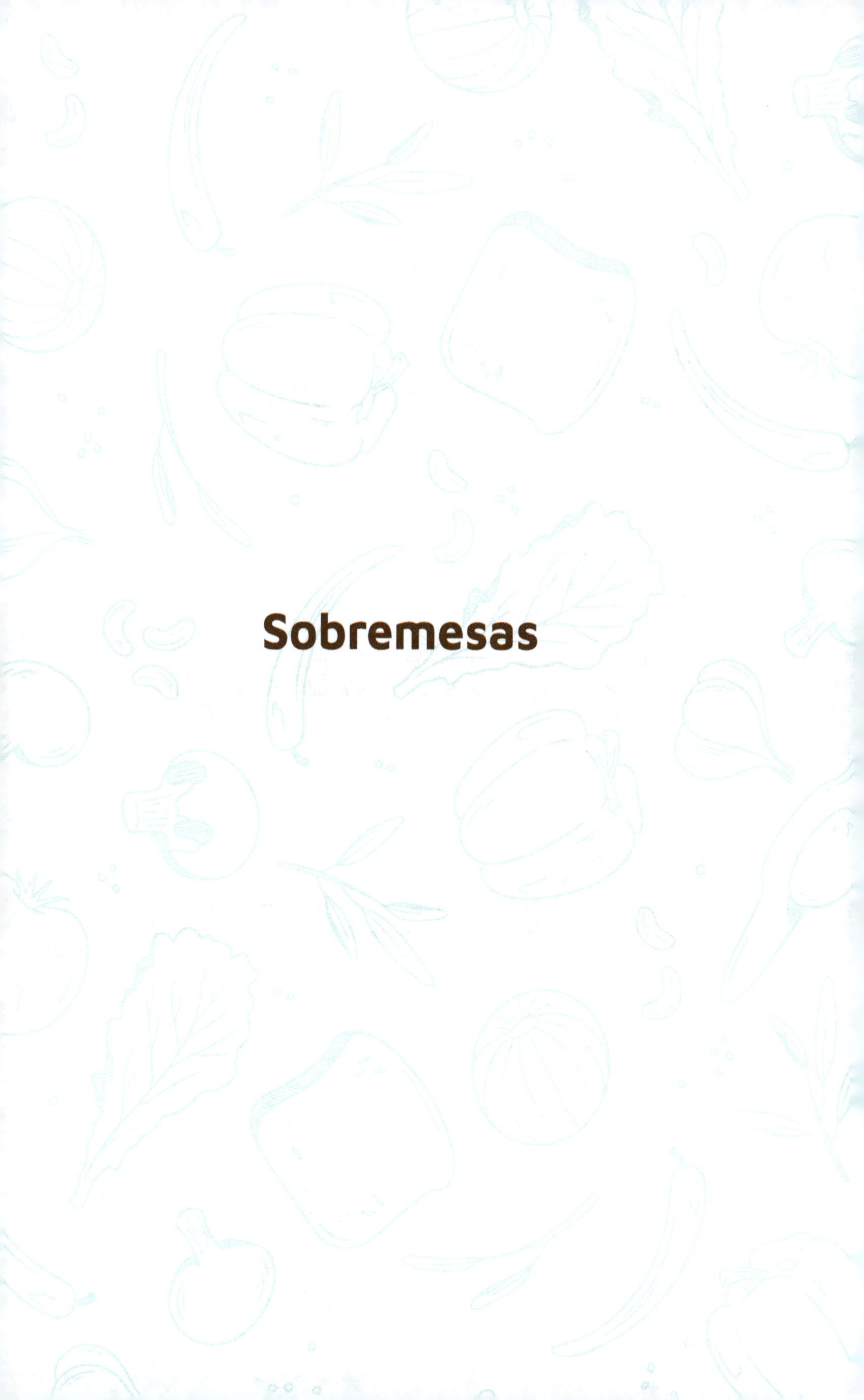

Sobremesas

 Rendimento: 3 porções de aprox. 60 g cada

 Sem lactose

 Sem glúten

 Validade: até 3 dias em geladeira

Salada de **frutas** com **chia e leite de coco**

Ingredientes

- 50 ml (1 xícara de café) de leite de coco ou suco de fruta concentrado (ex.: maracujá ou uva)
- 50 ml (1 xícara de café) de água filtrada
- 6 g (1 colher de sobremesa) de adoçante xilitol
- 30 g (3 colheres de sopa) de chia
- 120 g (1 unidade pequena) de maçã picada com casca
- 110 g (1 unidade pequena) de manga descascada e cortada em cubos
- 50 ml (1 xícara de café) de suco de laranja
- 180 g (½ unidade) de mamão papaia picado
- 40 g (4 unidades) de morangos picados
- Folha de hortelã a gosto

Modo de preparo

1. Em uma tigela, misture o leite de coco (ou suco de frutas), a água, o adoçante e a chia e deixe na geladeira por 2 horas ou até a chia hidratar e formar um creme.
2. Misture todas as frutas em outra tigela e também leve à geladeira até o momento de servir.
3. Para a montagem, disponha três colheres de sopa da salada de frutas e sobre elas coloque a chia hidratada no leite de coco.
4. Decore com uma folhinha de hortelã e sirva.

Informação nutricional
Porção de 60 g (⅓ de xícara)

Quantidade por porção		%VD (*)
Valor energético	154 kcal / 645 kJ	8
Carboidratos	24 g	8
Proteínas	2,6 g	3
Gorduras totais	5,3 g	10
Gorduras saturadas	2,1 g	9
Gorduras trans	0 g	**
Fibra alimentar	6 g	24
Sódio	2,9 mg	1

(*) % Valores diários com base em uma dieta de 2000 kcal ou 8400 kJ. Seus valores podem ser maiores ou menores, dependendo de suas necessidades energéticas.
(**) VD não estabelecido.

Rendimento: 2 porções de aprox. 230 g cada 

Sem lactose 

Sem glúten 

Validade: até 3 dias em geladeira 

Mousse de **iogurte** com calda de **maracujá**

Ingredientes

Mousse

- 200 g (1 pote) de iogurte desnatado
- 20 g (1 caixinha) de gelatina diet sabor maracujá
- 250 ml (1 copo americano) de água filtrada (quente)

Calda

- 100 g (2 unidades) de polpa de maracujá (com semente)
- 30 g (2 colheres de sopa) de adoçante xilitol
- 120 ml (½ xícara) de água filtrada

Modo de preparo

1. Dissolva a gelatina na água quente.
2. No liquidificador ou em um mixer, bata a gelatina dissolvida em água com o iogurte desnatado até formar um creme.
3. Coloque a mousse em tacinhas e leve à geladeira por 4 horas ou até ficar com consistência firme.
4. Para fazer a calda, coloque todos os ingredientes em uma panela e leve ao fogo baixo até engrossar um pouco.
5. Espere a calda esfriar e, quando a mousse estiver pronta, derrame um pouco por cima de cada porção e sirva.

Informação nutricional
Porção de 230 g (1 xícara)

Quantidade por porção		%VD (*)
Valor energético	67 kcal / 278 kJ	3
Carboidratos	11 g	4
Proteínas	4,5 g	6
Gorduras totais	0,57 g	1
Gorduras saturadas	0 g	0
Gorduras trans	0 g	**
Fibra alimentar	0 g	0
Sódio	77 mg	1

(*) % Valores diários com base em uma dieta de 2000 kcal ou 8400 kJ. Seus valores podem ser maiores ou menores, dependendo de suas necessidades energéticas.
(**) VD não estabelecido.

 Rendimento: 10 porções de aprox. 213 g cada

 Sem lactose

 Sem glúten

 Validade: até 3 dias em geladeira

Manjar de **leite de coco** com calda de **ameixa**

Ingredientes

Manjar

- 30 g (2 sachês) de gelatina em pó sem sabor
- 60 ml (6 colheres de sopa) de água filtrada
- 1000 ml (4 copos americanos) de leite desnatado ou qualquer outro leite vegetal (como de amêndoas ou castanha-do-pará)
- 200 ml (¾ de xícara) de leite de coco pronto
- 100 g (1 xícara) de adoçante xilitol (ou outro adoçante de sua preferência)
- 70 g (5 colheres de sopa) de coco ralado (opcional)

Calda

- 500 g (5 xícaras) de ameixa seca sem caroço
- 500 ml (2 copos americanos) de água filtrada
- 50 g (½ xícara) de adoçante xilitol

Modo de preparo

1. Coloque a gelatina na água e aguarde 3 minutos até hidratar. Em seguida, leve-a ao micro-ondas por 30 segundos ou até ficar líquida.
2. Coloque a gelatina dissolvida e todos os outros ingredientes do manjar no liquidificador e bata por aproximadamente 3 minutos.
3. Coloque em uma fôrma de pudim umedecida com um pouco de água filtrada e leve à geladeira por 8 horas ou até o manjar ficar firme.
4. Para fazer a calda, misture todos os ingredientes e leve ao fogo baixo até engrossar um pouco e as ameixas ficarem macias. Reserve.
5. Quando estiver pronto, desenforme o manjar em um prato grande e derrame a calda por cima, decorando com as ameixas.

Informação nutricional
Porção de 213 g (1 fatia média)

Quantidade por porção		%VD (*)
Valor energético	154 kcal / 645 kJ	8
Carboidratos	21 g	7
Proteínas	4,7 g	6
Gorduras totais	5,9 g	11
Gorduras saturadas	4,6 g	21
Gorduras trans	0 g	**
Fibra alimentar	2 g	8
Sódio	60 mg	2

(*) % Valores diários com base em uma dieta de 2000 kcal ou 8400 kJ. Seus valores podem ser maiores ou menores, dependendo de suas necessidades energéticas.
(**) VD não estabelecido.

Rendimento: 5 porções de aprox. 100 g cada 

Sem lactose 

Sem glúten 

Validade: até 5 dias em geladeira 

Doce de **abóbora** diet com **coco**

Ingredientes

- 500 g (5 xícaras) de abóbora de pescoço descascada e cortada em pedaços
- 5 g (4 unidades) de cravo-da-índia
- 3 g (1 unidade) de canela em pau
- 120 ml (½ xícara) de água filtrada
- 50 g (½ xícara) de adoçante culinário (ou outro de sua preferência)
- 10 g (2 colheres de sopa) de coco ralado

Modo de preparo

1. Em uma panela, misture bem a abóbora, o cravo, a canela, a água e o adoçante. Leve ao fogo baixo e cozinhe até que a abóbora fique macia. Também deixe a água do cozimento secar um pouco.
2. Desligue o fogo e acrescente o coco ralado, misturando bem. Se preferir, amasse o doce com um garfo para ficar com consistência mais pastosa.
3. Transfira o doce para uma vasilha com tampa e leve à geladeira por 2 horas. Se preferir, retire os pedacinhos de cravo e a canela em pau antes de levar para gelar.
4. Sirva frio.

Informação nutricional
Porção de 100 g (1 xícara de café)

Quantidade por porção		%VD (*)
Valor energético	62 kcal / 256 kJ	3
Carboidratos	6,9 g	2
Proteínas	2,6 g	3
Gorduras totais	2,6 g	5
Gorduras saturadas	1,9 g	9
Gorduras trans	0 g	**
Fibra alimentar	0,64 g	3
Sódio	3,4 mg	0

(*) % Valores diários com base em uma dieta de 2000 kcal ou 8400 kJ. Seus valores podem ser maiores ou menores, dependendo de suas necessidades energéticas.
(**) VD não estabelecido.

 Rendimento: 5 fatias médias de aprox. 60 g cada

 Sem lactose

 Sem glúten

 Validade: até 3 dias em geladeira

Bolo de **aveia** com **ameixa e frutas secas**

Ingredientes

- 40 ml (3 colheres de sopa) de óleo de coco (e mais um pouco para untar a fôrma)
- 85 g (½ xícara) de farinha de trigo (e mais um pouco para enfarinhar a fôrma)
- 100 g (1 xícara) de ameixa seca sem caroço
- 500 ml (2 copos americanos) de água filtrada
- 50 g (1 unidade) de ovo inteiro
- 25 g (1 unidade) de clara de ovo
- 50 ml (1 xícara de café) de suco de laranja coado
- 10 g (1 colher de sopa) de canela em pó
- 10 g (1 colher de sopa) de gengibre ralado
- 120 g (1 unidade) de maçã picada com casca
- 90 g (1 xícara) de aveia em flocos
- 30 g (2 colheres de sopa) de nozes picadas
- 40 g (3 unidades) de damascos picados
- 28 g (2 colheres de sopa) de uva-passa sem sementes
- 10 g (1 colher de sopa) de fermento em pó
- 2 g (1 pitada) de sal
- 30 g (3 colheres de sopa) de adoçante xilitol

Modo de preparo

1. Unte uma fôrma de bolo inglês com um pouco de óleo de coco, polvilhe com farinha de trigo e reserve.
2. Em uma panela, coloque as ameixas secas sem caroço, cubra com a água filtrada e cozinhe até ficarem macias. Em seguida, escorra as ameixas e reserve ⅓ de xícara da água do cozimento.
3. Espere as ameixas esfriarem por mais ou menos 15 minutos, depois coloque-as no liquidificador com o ovo, a clara, o óleo de coco, o suco de laranja coado, a canela e o gengibre. Bata até formar um creme espesso.

4. Em uma tigela, coloque o restante dos ingredientes, acrescente o líquido batido e a água do cozimento da ameixa e misture bem para formar a massa do bolo. (Se você desprezou toda a água do cozimento, pode usar água filtrada no lugar.)
5. Despeje a massa do bolo sobre a fôrma untada e leve ao forno preaquecido para assar por aproximadamente 40 minutos ou até dourar.

Informação nutricional
Porção de 60 g (1 fatia média)

Quantidade por porção		%VD (*)
Valor energético	120 kcal / 502 kJ	6
Carboidratos	20 g	7
Proteínas	3,3 g	4
Gorduras totais	3,2 g	6
Gorduras saturadas	0,34 g	2
Gorduras trans	0 g	**
Fibra alimentar	2,4 g	10
Sódio	135 mg	6

(*) % Valores diários com base em uma dieta de 2000 kcal ou 8400 kJ. Seus valores podem ser maiores ou menores, dependendo de suas necessidades energéticas.
(**) VD não estabelecido.

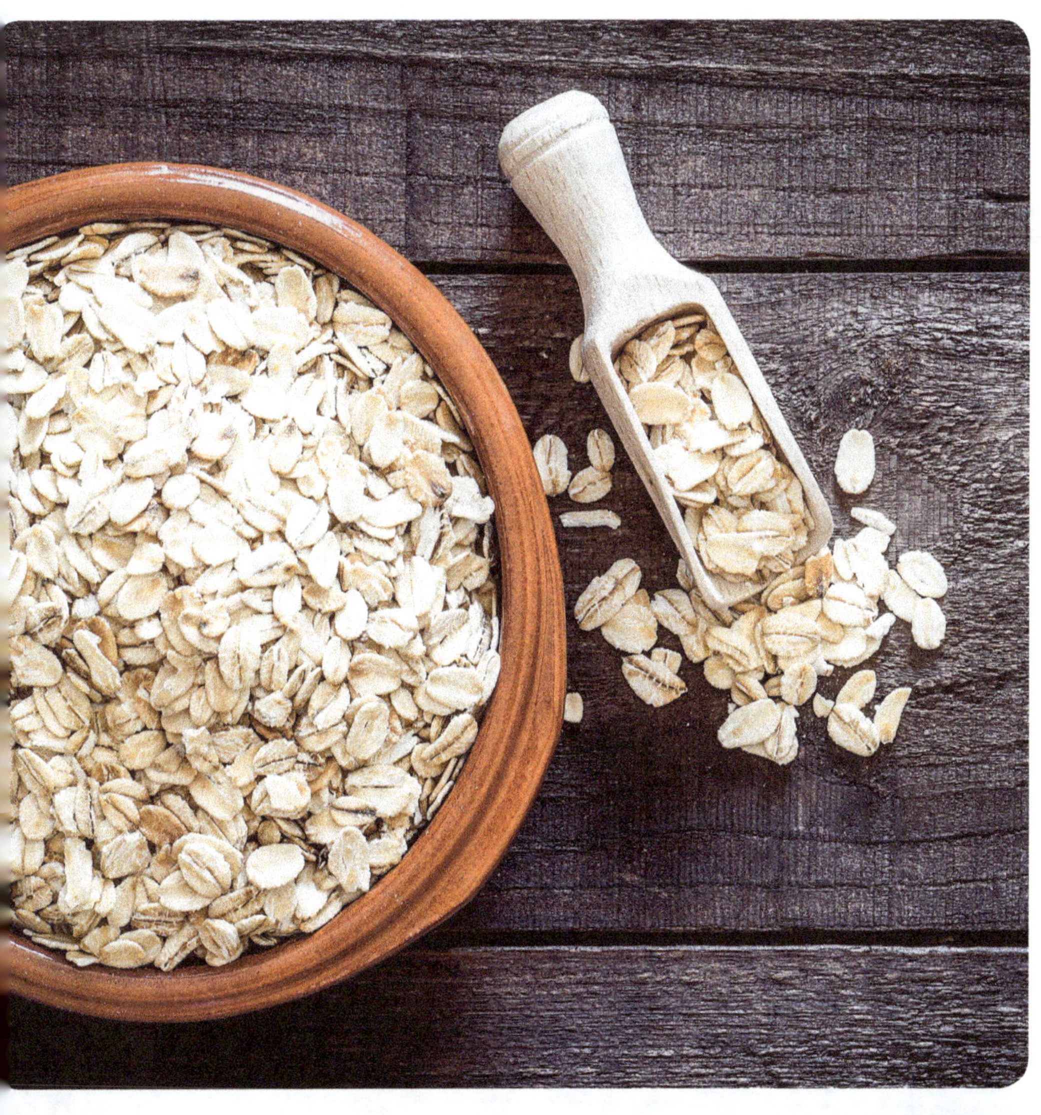

 Rendimento: 4 porções de aprox. 130 g cada + 15 g de paçoca

 Sem lactose

 Sem glúten

 Validade: até 5 dias em geladeira

Arroz doce diet com **paçoca** caseira

Ingredientes

Arroz doce

- 190 g (1 xícara) de arroz branco ou integral
- 1000 ml (4 copos americanos) de água filtrada
- 3 g (1 unidade) de canela em pau
- Cravo-da-índia a gosto
- 500 ml (2 copos americanos) de leite desnatado
- 25 g (1 unidade) de gema de ovo
- 3 ml (1 colher de sobremesa) de extrato de baunilha
- 30 g (3 colheres de sopa) de adoçante culinário
- 20 g (1 colher de sopa) de amido de milho
- 5 g (1 pedaço) de casca de laranja ou limão (opcional)

Paçoca

- 60 g (3 colheres de sopa) de leite em pó desnatado
- 70 g (5 colheres de sopa) de amendoim sem casca torrado
- 10 g (3 colheres de sopa) de adoçante culinário
- 1 g (1 pitada) de sal

Modo de preparo

1. Em uma panela, cozinhe o arroz com a água, a canela e o cravo até que o arroz esteja bem macio. Reserve.
2. Em outra panela, adicione o leite desnatado com a gema, a baunilha, a casca do limão, o adoçante e o amido de milho. Misture bem até dissolver o amido e a gema; em seguida leve ao fogo baixo até engrossar um pouco.
3. Desligue o fogo e acrescente o arroz cozido, misturando bem.

4. Para a paçoca, bata todos os ingredientes no processador de alimentos até formar uma farofa. Guarde em um recipiente com tampa na geladeira até o momento de utilizar.

5. Antes de servir, coloque o arroz doce em taças e polvilhe a paçoca por cima.

Informação nutricional
Porção de 130 g (1 xícara de café + 1 colher de sopa de paçoca)

Quantidade por porção		%VD (*)
Valor energético	174 kcal / 256 kJ	9
Carboidratos	27 g	9
Proteínas	7,9 g	11
Gorduras totais	3,4 g	6
Gorduras saturadas	0,74 g	3
Gorduras trans	0 g	**
Fibra alimentar	1,3 g	5
Sódio	76 mg	3

(*) % Valores diários com base em uma dieta de 2000 kcal ou 8400 kJ. Seus valores podem ser maiores ou menores, dependendo de suas necessidades energéticas.
(**) VD não estabelecido.

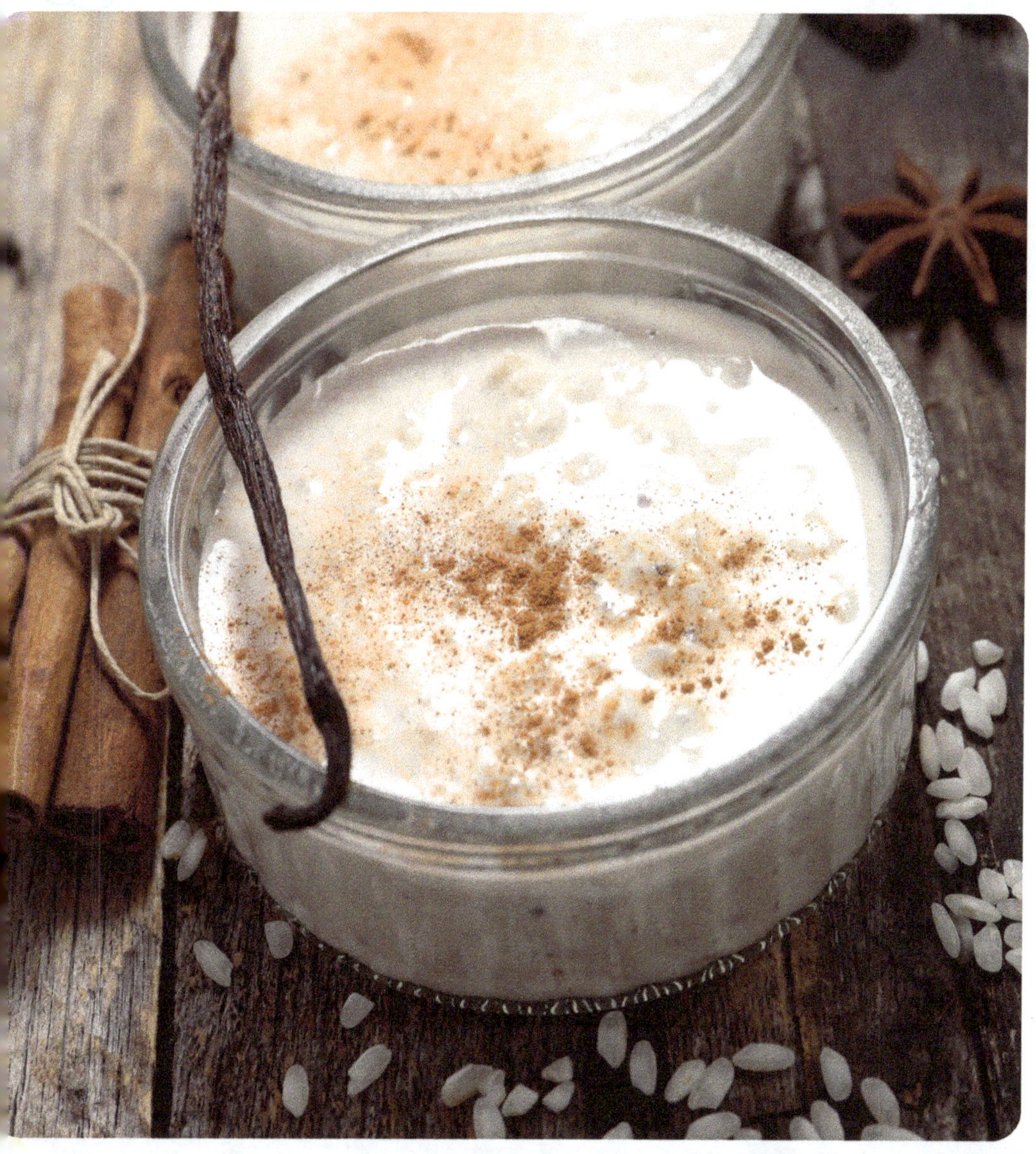

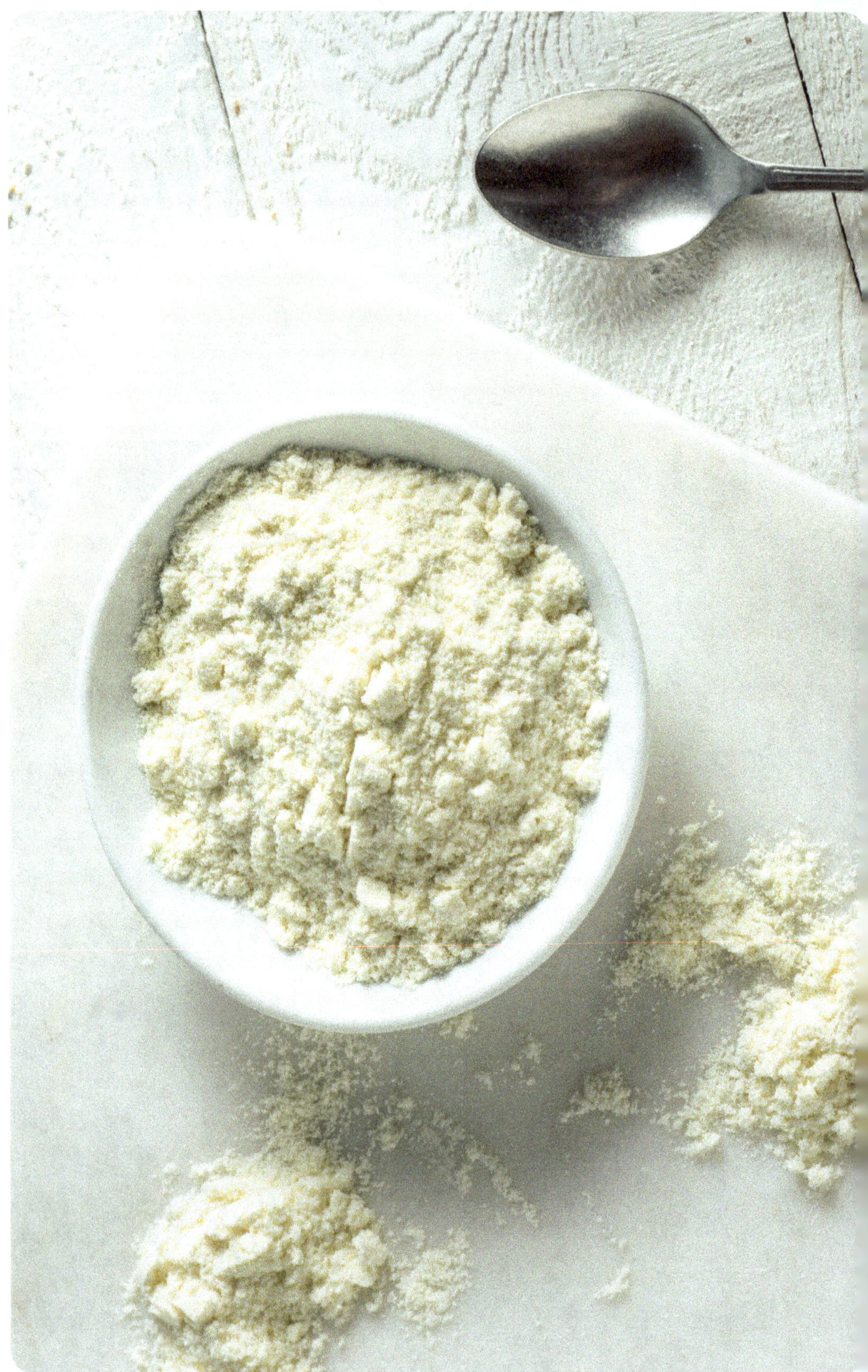

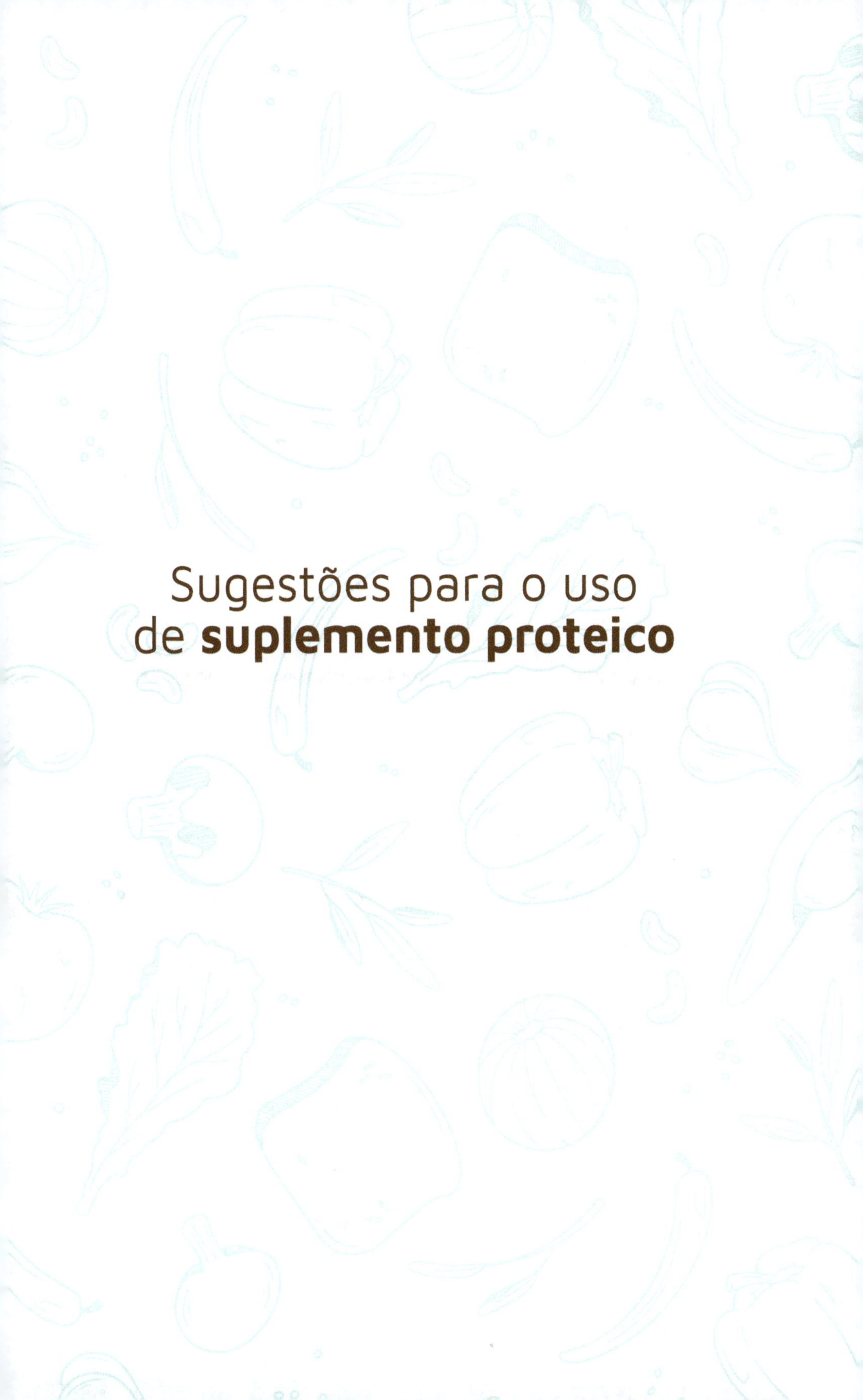

Sugestões para o uso de **suplemento proteico**

 Rendimento: 210 ml (1 copo)

 Sem lactose

 Sem glúten

 Validade: Consumir imediatamente após o preparo

Limonada proteica

Ingredientes

- 45 g (½ unidade) de limão com casca (cortar ao meio e tirar as sementes e a parte branca)
- 180 ml (¾ de xícara) de água filtrada
- 125 ml (½ copo americano) de gelo
- 20 g (1 colher de sopa) de leite em pó desnatado, leite de coco ou qualquer outro leite vegetal na mesma medida
- Adoçante a gosto
- 30 g (3 colheres de sopa) de suplemento proteico sem sabor ou albumina em pó

Modo de preparo

1. Bata o limão, a água, o gelo e o adoçante no liquidificador por aproximadamente 3 minutos.
2. Coe o suco com uma peneira fina e adicione o suplemento proteico. Misture bem.
3. Sirva gelado.

Informação nutricional
Porção de 210 ml (1 copo)

Quantidade por porção		%VD (*)
Valor energético	211 kcal / 884 kJ	11
Carboidratos	19 g	6
Proteínas	34 g	44
Gorduras totais	0 g	0
Gorduras saturadas	0 g	0
Gorduras trans	0 g	**
Fibra alimentar	6,1 g	24
Sódio	74 mg	3

(*) % Valores diários com base em uma dieta de 2000 kcal ou 8400 kJ. Seus valores podem ser maiores ou menores, dependendo de suas necessidades energéticas.
(**) VD não estabelecido.

Rendimento: 3 porções de 200 ml 

Contém lactose 

Sem glúten 

Validade: 3 dias em geladeira 

Gelatina proteica

Ingredientes

- 200 ml (1 pote) de iogurte desnatado
- 300 ml (1 xícara mais ¼) de água filtrada
- 20 g (1 caixinha) de gelatina sabor morango (ou outra de sua preferência)
- 30 g (3 colheres de sopa) de suplemento sabor morango ou baunilha

Modo de preparo

1. Em uma panela, ferva a água e, em seguida, dissolva bem a gelatina.
2. No liquidificador ou com auxílio de um mixer, bata a gelatina dissolvida com o iogurte desnatado até formar um líquido.
3. Coloque o líquido em um recipiente e misture o suplemento proteico até dissolver por completo.
4. Distribua em três porções e leve à geladeira até ficar firme.

Informação nutricional
Porção de 200 ml (1 copo)

Quantidade por porção		%VD (*)
Valor energético	120 kcal / 501 kJ	6
Carboidratos	6 g	2
Proteínas	23 g	31
Gorduras totais	0,80 g	1
Gorduras saturadas	0,43 g	2
Gorduras trans	0 g	**
Fibra alimentar	0 g	0
Sódio	111 mg	5

(*) % Valores diários com base em uma dieta de 2000 kcal ou 8400 kJ. Seus valores podem ser maiores ou menores, dependendo de suas necessidades energéticas.
(**) VD não estabelecido.

 Rendimento: 250 ml (1 copo)

 Sem lactose

 Sem glúten

 Validade: Consumir imediatamente após o preparo

Chá gelado de **capim-santo** proteico

Ingredientes

- 120 ml (½ xícara) de água filtrada
- 120 ml (½ xícara) de gelo
- 20 g (½ xícara) de folhas de capim-santo[1] fresco picado
- Adoçante a gosto
- 10 ml (1 colher de sopa) de suco de limão (opcional)
- 30 g (3 colheres de sopa) de suplemento proteico sem sabor ou albumina em pó

Modo de preparo

1. Bata a água, o gelo, as folhas de capim-santo picado, o suco de limão e o adoçante por aproximadamente 3 minutos.
2. Coe o suco com uma peneira fina e adicione o suplemento proteico. Misture bem.
3. Sirva gelado.

Informação nutricional
Porção de 210 ml (1 copo)

Quantidade por porção		%VD (*)
Valor energético	121 kcal / 507 kJ	6
Carboidratos	5,8 g	2
Proteínas	24 g	32
Gorduras totais	0 g	0
Gorduras saturadas	0 g	0
Gorduras trans	0 g	**
Fibra alimentar	41 g	16
Sódio	72 mg	3

1 Conhecido também como erva-cidreira.

(*) % Valores diários com base em uma dieta de 2000 kcal ou 8400 kJ. Seus valores podem ser maiores ou menores, dependendo de suas necessidades energéticas.
(**) VD não estabelecido.

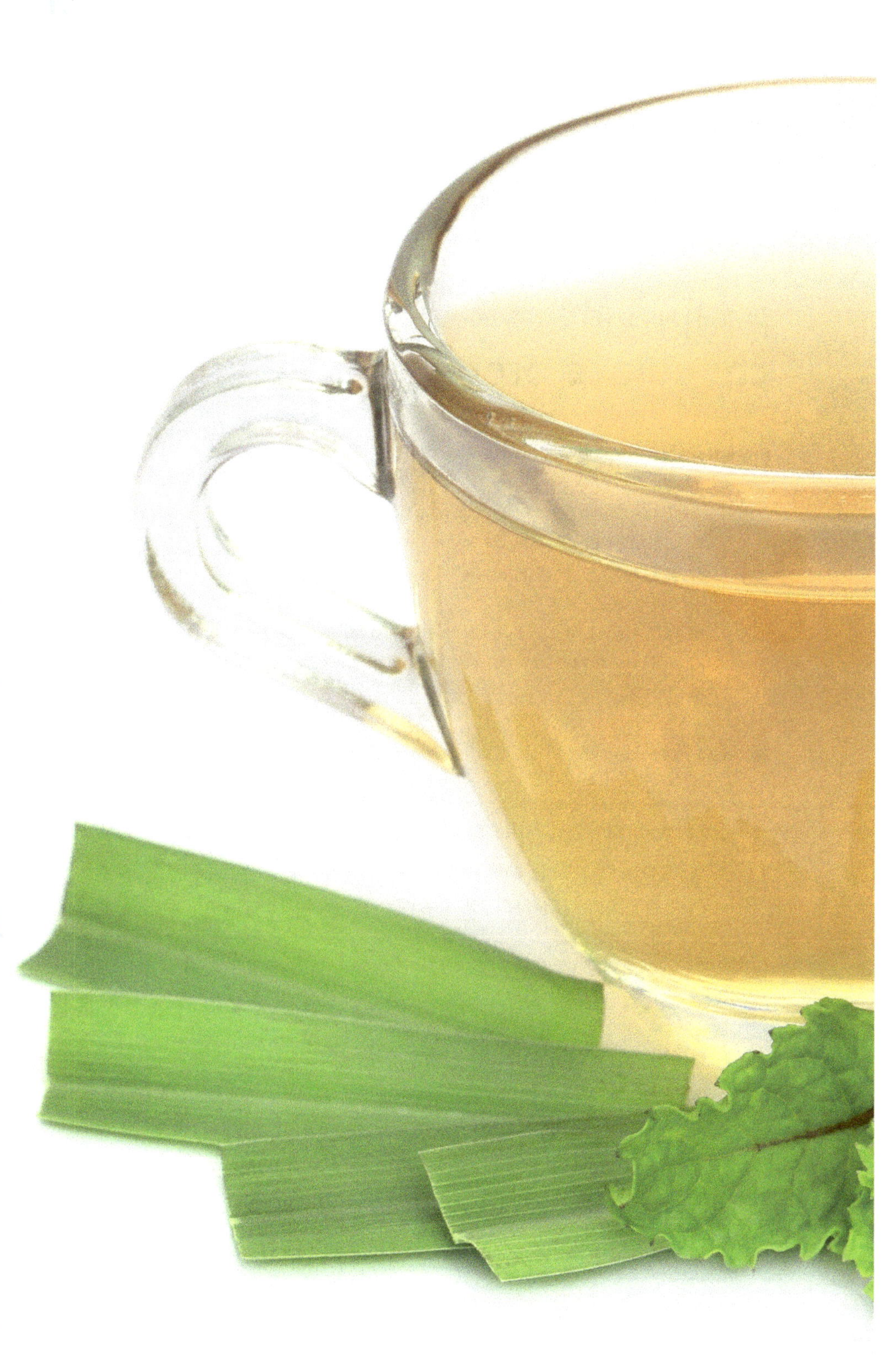

 Rendimento: 3 porções de 200 ml cada

 Contém lactose

 Sem glúten

 Validade: 3 dias em geladeira

Pudim de **chocolate** proteico

Ingredientes

- 500 ml (2 copos americanos) de leite desnatado
- 30 g (3 colheres de sopa) de amido de milho
- 30 g (3 colheres de sopa) de achocolatado diet
- Adoçante culinário a gosto
- 25 g (1½ colher de sopa) de chocolate 70% cacau picado (opcional)
- 30 g (3 colheres de sopa) de suplemento proteico de chocolate, baunilha ou sem sabor

Modo de preparo

1. Em uma panela, misture bem o leite desnatado, o amido de milho, o achocolatado diet e o adoçante. Leve ao fogo baixo até engrossar.
2. Retire do fogo e acrescente o chocolate picado.
3. Deixe a mistura esfriar um pouco e acrescente o suplemento proteico. Misture bem.
4. Distribua o pudim em taças e leve à geladeira até ficar firme.
5. Sirva frio.

Informação nutricional
Porção de 200 ml (1 xícara rasa)

Quantidade por porção		%VD (*)
Valor energético	174 kcal / 728 kJ	9
Carboidratos	22 g	7
Proteínas	14 g	19
Gorduras totais	3,6 g	7
Gorduras saturadas	2,2 g	10
Gorduras trans	0 g	**
Fibra alimentar	1,1 g	4
Sódio	118 mg	5

(*) % Valores diários com base em uma dieta de 2000 kcal ou 8400 kJ. Seus valores podem ser maiores ou menores, dependendo de suas necessidades energéticas.
(**) VD não estabelecido.

Rendimento: 300 g (aprox. 12 colheres de sopa) 

Contém lactose 

Sem glúten 

Validade: 3 dias em geladeira 

Patê de **ricota** proteico

- 246 g (1 xícara) de ricota
- 10 ml (1 colher de sopa) de azeite de oliva
- Sal a gosto
- 5 g (1 colher de sopa) de ervas frescas picadas (manjericão, tomilho, alecrim, salsinha, etc.)
- 30 g (3 colheres de sopa) de suplemento proteico sem sabor ou albumina em pó

Modo de preparo

1. Passe a ricota por uma peneira e coloque em um recipiente com tampa.
2. Acrescente todos os ingredientes e misture bem.
3. Leve à geladeira por 20 minutos.
4. Sirva ou então utilize como recheio em outras preparações.

Informação nutricional
Porção de 25 g (1 colher de sopa)

Quantidade por porção		%VD (*)
Valor energético	47 kcal / 198 kJ	2
Carboidratos	1,1 g	0
Proteínas	4,7 g	6
Gorduras totais	2,6 g	5
Gorduras saturadas	1,1 g	5
Gorduras trans	0 g	**
Fibra alimentar	0 g	0
Sódio	136 mg	6

(*) % Valores diários com base em uma dieta de 2000 kcal ou 8400 kJ. Seus valores podem ser maiores ou menores, dependendo de suas necessidades energéticas.
(**) VD não estabelecido.

 Rendimento: 700 g (4 tomates recheados)

 Contém lactose

 Sem glúten

 Validade:
até 3 dias em geladeira ou
até 60 dias no congelador

Tomate recheado proteico

Ingredientes

- 400 g (4 unidades) de tomates bem firmes
- 5 g (1 colher de sopa) de ervas frescas picadas (manjericão, tomilho, alecrim, salsinha, etc.)
- 2 g (2 colheres de café) de sal
- 10 ml (1 colher de sopa) de azeite extravirgem
- 3 g (1 dente) de alho picado
- 30 g (3 colheres de sopa) de cebola picada
- 200 g (3 colheres de sopa) de carne magra (patinho) moída
- 30 g (3 colheres de sopa) de suplemento proteico sem sabor ou albumina em pó
- 20 g (2 colheres de sopa) de queijo parmesão ralado

Modo de preparo

1. Corte uma "tampinha" na parte de cima dos tomates e retire o miolo.
2. Use ½ colher de café de sal e metade das ervas frescas para temperar o interior de cada tomate. Em seguida, deixe-os de cabeça para baixo em um prato e reserve.
3. Em uma panela, acrescente o azeite e refogue a cebola até ficar transparente e o alho dourar.
4. Adicione a carne moída e o restante do sal e refogue bem.
5. Adicione o miolo do tomate picado, o restante das ervas frescas e deixe cozinhar até que todo o líquido evapore.
6. Retire do fogo e junte o suplemento proteico ou a albumina. Misture bem.
7. Com uma colher, recheie os tomates com a carne, salpique o queijo ralado por cima e leve-os ao forno médio para gratinar.
8. Retire do forno e sirva.

OBS.: Para esta receita você pode variar o recheio de carne com o patê de ricota proteico ou usar peito de frango desfiado. Outra variação seria substituir o tomate por abobrinha, berinjela ou pimentão.

Informação nutricional Porção de 175 g (1 tomate)		
Quantidade por porção		%VD (*)
Valor energético	165 kcal / 691 kJ	2
Carboidratos	6,9 g	0
Proteínas	19 g	6
Gorduras totais	6,8 g	5
Gorduras saturadas	2,3 g	5
Gorduras trans	0 g	**
Fibra alimentar	2,5 g	0
Sódio	265 mg	11

(*) % Valores diários com base em uma dieta de 2000 kcal ou 8400 kJ. Seus valores podem ser maiores ou menores, dependendo de suas necessidades energéticas.
(**) VD não estabelecido.

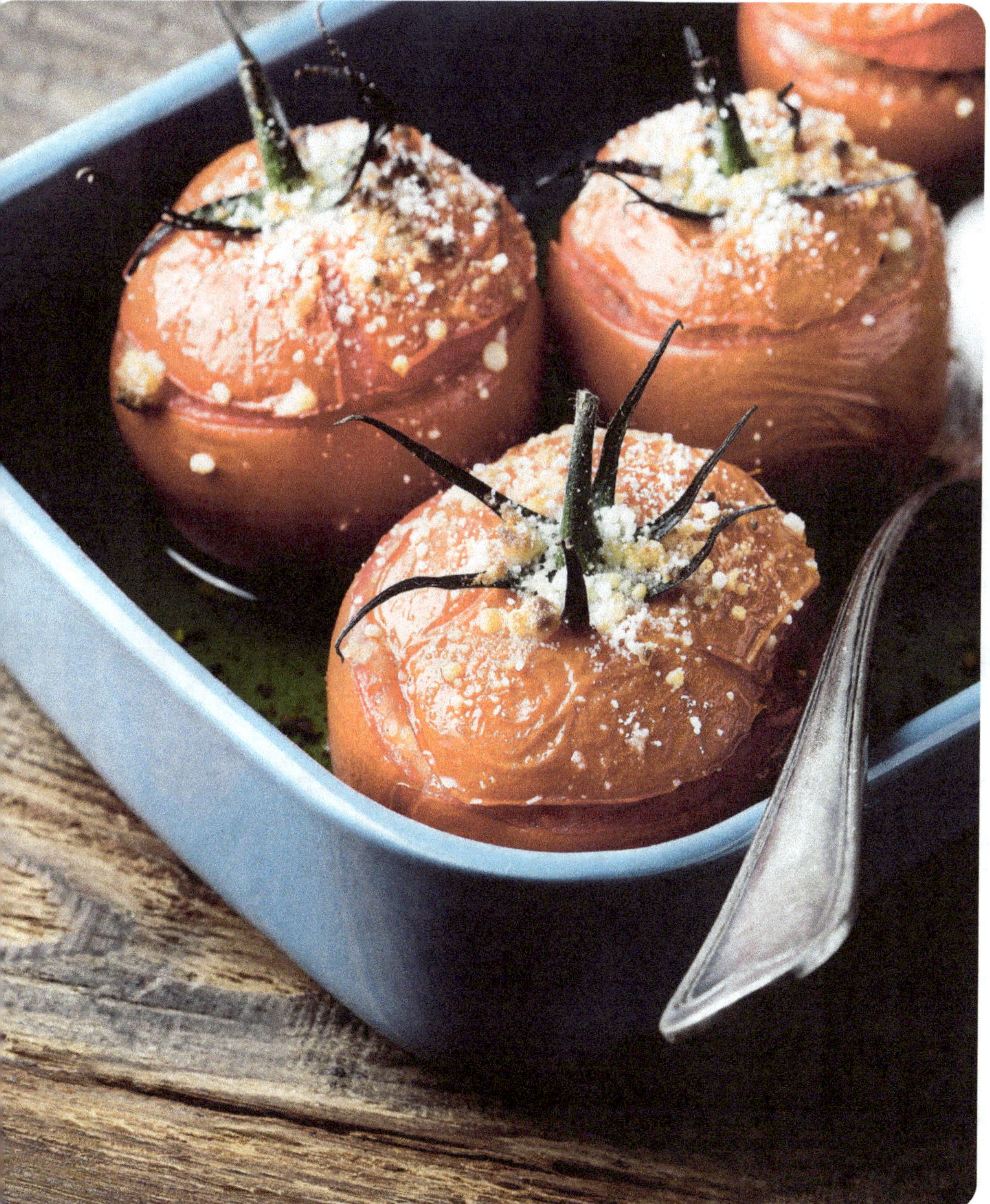

Referências

ADAMS, T. D. *et al.* Long-term mortality after gastric bypass surgery. **New England Journal of Medicine**, Massachuttes, v. 357, n. 8, p. 753-61, ago. 2007.

ALMEIDA, R.; OSTETTI, V.; MARIANI, D. A cirurgia bariátrica no Brasil e no mundo. **Nexo**, São Paulo, 27 jan. 2017. Disponível em: https://www.nexojornal.com.br/grafico/2017/01/27/A-cirurgia-bari%C3%A1trica-no-Brasil-e-no-mundo. Acesso em: 8 mar. 2019.

ASSOCIAÇÃO BRASILEIRA PARA O ESTUDO DA OBESIDADE E DA SÍNDROME METABÓLICA (ABESO). **Mapa da obesidade**. São Paulo, [*S. d.*]. Disponível em: http://www.abeso.org.br/atitude-saudavel/mapa-obesidade. Acesso em: 14 mar. 2018.

BALTASAR, A. More than 1,000 years ago, Sancho the Fat lost his Kingdom. **Obesity Surgery**, [*S. l.*], v. 14, n. 8, p. 1138-1138, set. 2004.

BLUM, K. *et al.* Neuro-genetics of reward deficiency syndrome (RDS) as the root cause of "addiction transfer": a new phenomenon common after bariatric surgery. **Journal of Genetic Syndromes & Gene Therapy**, Belgium, v. 2, n. 1, 23 dez. 2011.

BRASIL. Ministério da Saúde. Portaria nº 424, de 19 de março de 2013. **Redefine as diretrizes para a organização da prevenção e do tratamento do sobrepeso e obesidade como linha de cuidado prioritária da rede de atenção à saúde das pessoas com doenças crônicas.** Brasília, DF: 2013.

BUFFINGTON, C. K. Alcohol and the gastric bypass patient. **Bariatric Times**, Philadelphia, out. 2006.

CARAVATTO, P. P.; PETRY, T.; COHEN, R. Cirurgia bariátrica em adolescentes. *In*: 2º CONGRESSO INTERNACIONAL SABARÁ DE ESPECIALIDADES PEDIÁTRICAS, São Paulo. **Anais** [...]. São Paulo: Blucher Medical Proceedings, 2014.

CONASON, A. *et al.* Substance use following bariatric weight loss surgery. **JAMA Surgery**, Chicago, v. 148, n. 4, p. 145-50, fev. 2013.

DUARTE, M. A. S. M.; SILVA, G. A. P. Esteatose hepática em crianças e adolescentes obesos. **Jornal de pediatria**, Rio de Janeiro, v. 87, n. 2, mar./abr. 2011.

FLOR, L. S. *et al.* Carga de diabetes no Brasil: fração atribuível ao sobrepeso, obesidade e excesso de peso. **Revista de Saúde Pública**, São Paulo, v. 49, n. 29, 2015.

FORCINA, D. V.; ALMEIDA, B. O.; RIBEIRO JÚNIOR, M. A. F. Papel da cirurgia bariátrica no controle do diabetes melito tipo II. **Arquivos Brasileiros de Cirurgia Digestiva**, São Paulo, v. 21, n. 3, p. 130-1322, jul.-set. 2008.

FRANQUES, A. R. M.; ARENALES-LOLI, M. S. (org.) **Novos corpos, novas realidades**: reflexões sobre o pós-operatório da cirurgia da obesidade. São Paulo: Vetor, 2011.

FREUD, S. **O mal-estar na cultura**. Tradução Renato Zwick. Porto Alegre: L&PM, 2010.

GARRIDO JÚNIOR., A. B. *et al.* **Cirurgia da obesidade**. São Paulo: Atheneu, 2006.

HEINBERG, L. J.; ASHTON, K. History of substance abuse relates to improved postbariatric body mass index outcomes. **Surgery for Obesity and Related Diseases**, [*S. l.*], v. 6, n. 4, p. 417-421, jul-ago. 2010.

HEINBERG, L.; ASHTON, K.; COUGHLIN, J. Alcohol and bariatric surgery: review and suggested recommendations for assessment and management. **Surgery for Obesity and Related Diseases**, [*S. l.*], v. 8, n. 3, p. 357-363, maio-jun 2012.

HERPERTZ, S. *et al.* Do psychosocial variables predict weight loss or mental health after obesity surgery? A systematic review. **Obesity Research**, [*S. l.*], v. 12, n. 10, p. 1554-1569, out. 2004.

ILIAS, E. J. Considerações sobre gravidez após cirurgia bariátrica: evidências atuais e recomendações. **Revista da Associação Médica Brasileira**, São Paulo, v. 54, n. 6, p. 471-486, nov.-dez. 2008.

INGE, T. H. *et al.* Bariatric surgery for severely overweight adolescents: concerns and recemmendations. **Pediatrics**, [*S. l.*], v. 114, n. 1, p. 217-223, jul. 2004.

IVEZA, V. An examination of psychological risk factors for the development of substance abuse among post-bariatric surgery patients. **Master's Theses and Doctoral Dissertations**, Eastern Michigan University, paper 408, maio 2012. Disponível em: https://commons.emich.edu/cgi/viewcontent.cgi?article=1777&context=theses. Acesso em: 14 fev. 2019.

JAFFRIN, M. Y. Body composition determination by bioimpedance: an update. **Current opinion in clinical nutrition and metabolic care**, [*S. l.*], v. 12, n. 5, p. 482-486, 2009.

KING, W. C. *et al.* Alcohol and other substance use after bariatric surgery: prospective evidence from a U.S. multicenter cohort study. **Surgery for Obesity and Related Diseases**, [*S. l.*], v. 13, n. 8, p. 1392-1402, ago. 2017.

KING, W. C. *et al.* Prevalence of alcohol use disorders before and after bariatric surgery. **Journal of the American Medical Association**, [*S. l.*], v. 307, n. 23, p. 2516-2525, jun. 2012.

KREMEN, A. J.; LINNER, J. H.; NELSON, C. H. An experimental evaluation of the nutritional importance of proximal and distal small intestine. **Annals of surgery**, [*S. l.*], v. 140, n. 3, p. 439-447, set. 1954.

KUBIK, J. F. *et al.* The impact of bariatric surgery on psychological health. **Journal of Obesity**, [*S. l.*], v. 2013, n. 7, mar. 2013.

MACHADO, C. E. *et al.* Compulsão alimentar antes e após a cirurgia bariátrica. **Arquivos Brasileiros de Cirurgia Digestiva**, São Paulo, v. 21, n. 4, p. 185-191, 2008.

MALECKAS, A. *et al.* Weight regain after gastric bypass: etiology and treatment options. **Gland Surgery**, [*S. l.*], v. 5, n. 6, p. 617-624, dez. 2016.

MARCUS, M. D.; KALARCHIAN, M. A.; COURCOULAS, A. P. Psychiatric evaluation and follow-up of bariatric surgery patients. **American Journal of Psychiatry**, Washington, DC, v. 166, n. 3, p. 285-291, mar. 2009.

MASON E. E.; ITO, C. Gastric bypass in obesity. **Surgical Clinics of North America Journal**, [*S. l.*], v. 47, p. 1345-1352, 1967.

MINGRONE, G. *et al.* Bariatric surgery versus conventional medical therapy for type 2 diabetes. **New England Journal of Medicine**, [*S. l.*], v. 366, n. 17, p. 1577-1585, abr. 2012.

MOIZÉ, V. L. *et al.* Nutritional pyramid for post-gastric bypass patients. **Obesity Surgery**, [*S. l.*], v. 20, n. 8, p. 1133-1141, ago. 2010.

MOOREHEAD, M. K.; ALEXANDER, C. L. Transfer of addiction and considerations for preventive measures in bariatric surgery. **Bariatric Times**, [*S. l.*], abr. 2007.

NIEGO, S. H. *et al.* Binge eating in the bariatric surgery population: a review of the literature. **International Journal of Eating Disorders**, [*S. l.*], v. 40, n. 4, p. 349-359, maio 2007.

NOMURA, R. M. Y. *et al.* Avaliação da vitalidade fetal e resultados perinatais em gestações após gastroplastia com derivação em Y de Roux. **Revista da Associação Médica Brasileira**, São Paulo, v. 56, n. 6, p. 670-674, 2010.

PAIVA, L. V. *et al.* Obesidade materna em gestações de alto risco e complicações infecciosas no puerpério. **Revista da Associação Médica Brasileira**, São Paulo, v. 58, n. 4, p. 453-458, 2012.

PULCINI, M. Obesity and outcomes of bariatric surgery: a focus on pacients with postoperative substance use disorders. **Master's Theses and Doctoral Dissertations**, Eastern Michigan University, paper 46, ago. 2012. Disponível em: https://commons.emich.edu/cgi/viewcontent.cgi?referer=https://www.google.com/&httpsredir=1&article=1837&context=theses. Acesso em: 14 fev. 2019.

ROSS, C. C. Weight-loss surgery and cross addiction: a look at binge eating disorder. **OAC Community**, Florida, [*S. d.*]. Disponível em: https://www.obesityaction.org/community/article-library/weight-loss-surgery-and-cross-addiction-a-look-at-binge-eating-disorder/. Acesso em: 14 fev. 2019.

SANTO, M. A.; RICCIOPPO, D.; CECCONELLOI, I. Tratamento cirúrgico da obesidade mórbida: implicações gestacionais. **Revista da Associação Médica Brasileira**, São Paulo, v. 56, n. 6, p. 615-637, 2010.

SARWER, D. B. *et al.* Psychological issues following bariatric surgery. **Primary Psychiatry**, New York, v. 15, n. 8, p. 50-5, ago. 2008.

SARWER, D. B.; WADDEN, T. A.; FABRICATORE, A. N. Psychosocial and behavioral aspects of bariatric surgery. **Obesity Research Journal**, [*S. l.*], v. 13, n. 4, set. 2012.

SEGAL, A.; FRANQUES, A. R. M. (coord.) **Atuação multidisciplinar na cirurgia bariátrica**: a visão da COESAS – SBCBM. São Paulo: Editora Miró, 2012.

SKUBLENY, D. *et al.* The impact of bariatric surgery on polycystic ovary syndrome: a systematic review and meta-analysis. **Obesity Surgery**, [*S. l.*], v. 26, n. 1, p. 169-176, jan. 2016.

SOCIEDADE BRASILEIRA DE CIRURGIA BARIÁTRICA E METABÓLICA. **Técnicas cirúrgicas**. São Paulo, 5 out. 2017. Disponível em: https://www.sbcbm.org.br/tecnicas-cirurgicas/. Acesso em: 8 mar. 2019.

TAYLOR, V. H.; CURTIS, C. M.; DAVIS, C. The obesity epidemic: the role of addiction. **Canadian Medical Association Journal**, v. 182, n. 4, p. 327-328, mar. 2010.

TRINDADE, E. M. *et al.* Aspectos nutricionais e o uso de suplementos alimentares em mulheres submetidas ao bypass gástrico. **Arquivos Brasileiros de Cirurgia Digestiva**, São Paulo, v. 30, n. 1, p. 11-13, 2017.

VOLKOW, N. D. *et al.* The addictive dimensionality of obesity. **Biological psychiatry**, [*S. l.*], v. 73, n. 9, jan. 2013.

WAITZBERG, D. L. **Nutrição oral, enteral e parenteral na prática clínica**. 5. ed. São Paulo: Editora Atheneu, 2006.

WILD, S. *et al.* Global prevalence of diabetes: estimates for the year 2000 and projections for 2030. **Diabetes Care,** [*S. l.*], v. 27, n. 5, p. 1047-1050, 2004.

WORLD HEALTH ORGANIZATION [Organização Mundial da Saúde]. Obesity: preventing and managing the global epidemic. **WHO Obesity Technical Report Series**, n. 284. Geneva: World Health Organization, 2000.

WORLD HEALTH ORGANIZATION [Organização Mundial da Saúde]. **Global status report on alcohol and health 2018**. Geneva: World Health Organization, 2018.

WRIGHT, C. M. *et al.* Implications of childhood obesity for adult health: findings from thousand families cohort study. **BMJ**, UK., v. 323, p. 1280-1284, dez. 2001.

XIMENES, E. **Cirurgia da obesidade**: um enfoque psicológico. São Paulo: Editora Santos, 2009.

ZEVE, J. L. M. *et al.* Obesos diabéticos tipo 2 submetidos à derivação gástrica em y-de-roux: análise de resultados e influência nas complicações. **Arquivos Brasileiros de Cirurgia Digestiva**, São Paulo, v. 26 (suplemento), p. 47-52, 2013.

SITES

Associação Brasileira para o Estudo da Obesidade e da Síndrome Metabólica (ABESO)	**www.abeso.org.br**
Sociedade Brasileira de Cirurgia Bariátrica e Metabólica (SBCBM)	**www.sbcbm.org.br**
Associação Brasileira de Nutrologia (ABRAN)	**www.abran.org.br**
Sociedade Brasileira de Alimentação Parenteral e Enteral (SBNPE)	**www.braspen.org**
International Federation for the Surgery of Obesity and Metabolic Disorders (IFSO)	**www.ifso.com**
Society of American Gastrointestinal and Endoscopic Surgeons (SAGES)	**www.sages.org**
American Gastrointestinal Association (AGA)	**www.gastro.org**

Agradecimentos

Ao longo dos dois anos dedicados à concepção e redação desta obra, foram muitas as contribuições, diretas e indiretas, para que finalmente pudéssemos entregá-la a nossos futuros leitores. Para sermos rigorosamente justos, teríamos que relacionar aqui dezenas de nomes de colegas, pacientes e familiares que ajudaram de forma decisiva para que este texto pudesse vir a público. Mas, certamente, injustiças seriam ainda assim cometidas, afinal, também devemos este trabalho a mais de uma centena de pacientes cujas experiências serviram de base para o texto aqui materializado.

Assim, expressamos aqui nossos profundos agradecimentos a todos os colegas da Pro Gastro e do Hospital Beneficência Portuguesa de São Paulo, aos pacientes que participaram dos grupos de apoio, e, obviamente, aos nossos familiares que estiveram presentes mesmo nas horas em que estivemos ausentes trabalhando.

Também devemos agradecimentos especiais ao Dr. Arthur Belarmino Garrido Júnior, que deu origem a todo este novo universo terapêutico, com a coragem característica dos grandes cientistas que sedimentaram as estradas que hoje percorremos; à Adriana Marques Santos e à Paloma Marques Santos, que foram as sementes e grandes incentivadoras deste livro; ao Dr. Márcio Valle Cortez, que está implicitamente presente em cada página; à nutricionista Suzy Danielle dos Santos Nassif, que cooperou com as receitas e enriqueceu esta obra; e ao Marco Aurélio Machado, que nos norteou e orientou desde o esboço até a concretização deste livro.

Esperamos que o resultado faça jus ao apoio que temos recebido desde que a ideia foi pela primeira vez aventada.

Sobre os **autores**

Gabrielle Carassini Costa

Graduada em nutrição pela Universidade Anhembi Morumbi com especialização em nutrição clínica pelo GANEP – Nutrição Humana e em nutrição parenteral e enteral pela Sociedade Brasileira de Nutrição Parenteral e Enteral (BRASPEN).

Atua como coordenadora técnico-administrativa da equipe multidisciplinar de terapia nutricional do Hospital BP Mirante, como nutricionista no GANEP e integra a equipe multidisciplinar da Clínica Pro Gastro em São Paulo.

É membro da Comissão das Especialidades Associadas, da Sociedade Brasileira de Cirurgia Bariátrica e Metabólica (SBCBM).

Gisele da Silva Machado

Graduada em psicologia pela Universidade Federal do Paraná com especializações em psicodrama, terapia familiar sistêmica, transtornos alimentares e obesidade pelo Centro de Estudos em Psicologia da Faculdade de Medicina da Universidade de São Paulo (CEPSIC-HC-FMUSP).

Atua como psicóloga clínica na GSM Clínica Psicológica e integra a equipe multidisciplinar da clínica Pro Gastro em São Paulo.

É membro da Comissão das Especialidades Associadas, da Sociedade Brasileira de Cirurgia Bariátrica e Metabólica (SBCBM).

Letícia Vieira de Paiva

Graduada em nutrição pela UNITRI – Centro Universitário do Triângulo, com especialização em nutrição clínica pelo GANEP – Nutrição Humana. É mestre e doutora em ciências da saúde pela Faculdade de Medicina da Universidade de São Paulo (USP).

Atua como nutricionista do Complexo Integrado de Atenção à Saúde (CIAS) e como integrante da equipe multidisciplinar da Clínica Pro Gastro.

É membro da Comissão das Especialidades Associadas, da Sociedade Brasileira de Cirurgia Bariátrica e Metabólica (SBCBM).

Pedro Luiz Bertevello

Graduado em medicina, mestre e doutor em cirurgia do aparelho digestivo pela Universidade de São Paulo (USP). É membro titular da Sociedade Brasileira de Cirurgia Bariátrica e Metabólica (SBCBM), do Colégio Brasileiro de Cirurgiões (CBC), do Colégio Brasileiro de Cirurgia Digestiva (CBCD) e da Sociedade Brasileira de Cirurgia Video-laparoscópica (SOBRACIL).

Atua no Núcleo de Obesidade do Hospital Beneficência Portuguesa de São Paulo e como médico-diretor da Clínica Pro Gastro.

www.ingramcontent.com/pod-product-compliance
Lightning Source LLC
LaVergne TN
LVHW010420230826
846092LV00003BA/987
9786555365283